中医针灸理论刍议

王齐亮　著

中医古籍出版社

图书在版编目（CIP）数据

中医针灸理论刍议/王齐亮著．－北京：中医古籍出版社，2012.7

ISBN 978－7－5152－0237－2

Ⅰ.①中… Ⅱ.①王… Ⅲ.①针灸学－研究 Ⅳ.①R245

中国版本图书馆 CIP 数据核字（2012）第 150750 号

中医针灸理论刍议

王齐亮 著

责任编辑 张 磊
封面设计 陈 娟
出版发行 中医古籍出版社
社 址 北京东直门内南小街 16 号（100700）
印 刷 北京金信诺印刷有限公司
开 本 850mm×1168mm 1/32
印 张 10
字 数 206 千字
版 次 2012 年 7 月第 1 版 2012 年 7 月第 1 次印刷
印 数 0001～2000 册
书 号 ISBN 978－7－5152－0237－2
定 价 18.00 元

序

齐亮兄与我 1958 年在卫生部中研院西学中班时是同学。1963 年为了重复验证朝鲜公布的经络系统，卫生部在中研院内组建了经络研究所，从北医和医科院等单位抽调了人员；于是我和齐亮兄由同学变成了同事。

他为人沉默寡言，好独立思考，学习和工作上都很认真。据说他出身于中医世家，进私塾念过四书和古文，上海中学毕业后考入了上海交大的化学系，不久因病休学。齐亮兄是在病愈后才决定学西医的。

1977 年齐亮兄在调回故乡烟台前，曾在内部刊物上发表了《中医针灸理论的若干问题》一文，提出了与众不同的观点，引起了同行们的关注和争论。

没想到分别 34 年后，看见了齐亮兄在烟台写成的有关针灸理论的专著。他在深入学习《内经》的基础上，用这本书全面回答了他自己 1977 年提出的中医针灸理论的若干问题。

不仅如此，齐亮兄在书中还根据《内经》经文考证了古代中国医学发展的历史，分析了五藏理论和六经理论的区别，从刺脉到刺穴的转变，等等；特别是他认为古代医家已经发现了人体的神经结构，所谓西医的神经论本来是我们祖先的首创，令人耳目一新。

我国有五千年灿烂辉煌的文明史。从地下出土的文物和纺织品可知，我国古代在科学技术方面已经达到了很高的水平，至于春秋战国时代我们在军事、政治、哲学、文学等方面的成就早已人所共知。所以，我国古代的医学能够领先于当时的世界并不值得奇怪。

　　齐亮兄坚持不懈地钻研内经和中医针灸理论，精神可嘉。他的论点是值得重视的。

孟竞璧

中国中医科学院

自　序

　　若问中医针灸理论刍议是否有关，则回答往往是否定的；因为学过中医的人都知道，在《中医学概论》专题讲述经络理论的第五章中并无一字提到脑，而且在所附十二经脉和十二经筋的图表中只标明了五藏（外加心包）和六府的名称，没有脑的踪影。

　　然而细看足太阳膀胱或膀胱足太阳之脉的走行路线，则"从巅入络脑"几个字赫然在目。看来在经络理论中是应该有脑参与的，只是它的作用大概有限，或是可疑。

　　脑在中医藏象理论中的地位也不光彩。它没有和五藏六府同归一类，而被贬为奇恒之府。

　　现在连小学生都知道脑是人体极重要的器官，为什么它在中医和针灸理论中却处于如此卑微低下的境地？

　　我国有五千年光辉灿烂的文明史，先辈们在科技方面已经做出了许多世界一流的创造发明，祖先留给我们的中医和针灸在临床上的功效也越来越多地得到公认，但反思中医针灸理论的现状却不免使人失望和遗憾。

　　笔者对后世和当代公开宣讲的中医和针灸理论是否真实、正确地反映了它们的本来面貌产生了很大的怀疑，于是决心从《黄帝内经》中直接寻求答案，为此开始了学习《内经》的长征。

光阴似箭，不觉已到垂暮之年。积累的学习笔记若能起到供人参考的作用，就是今生莫大的幸事了。

在本书电子版的打印中，得到季树荣主任和张玲娜女士的大力协助，特此致谢。

几十年来在学习中医针灸理论的过程中遇到了许多困难，也得到了许多关怀、鼓励和支持。在此我特别向彭瑞骢同志、刘波同志、刘文泉同志、俞国膺教授、葛子教授、朱元根教授、孟竞璧教授等表示衷心的感激。

烟台市医科所季树荣主任在百忙中用电脑三次帮我打印原稿，并联系出版社，使我的学习笔记得以装订成册。

本书的第五稿由于我不会中文打字，是用英文写的。张玲娜同志主动要求由她在工作中挤出时间帮我打印汉字稿，并联系出版社。

本书为第八稿。此前的几个中文稿均以内部资料的形式寄呈国内主要的中医针灸研究和教学单位。它们的摘要都已收录在这第八稿内。

国内中医古籍集中在北京的中研院和沈阳的图书馆。笔者曾利用返聘三个月的时间查阅了中研院图书馆中的有关文献，但没有机会去沈阳。因此书中论述的依据尚有不足之处，有待修改和补充。但自己的视力和健康水平日益下降，恐无力对此书再加修改。若有批评指正的宝贵意见，请另行发表。

王齐亮

2011 年 5 月

4

内容摘要

　　一、晋代的《针灸甲乙经》是我国第一部针灸专著。它继承了《内经》中脑为阳的六经理论和卫气理论，也吸纳了营气理论。皇甫谧在该书的总论中收录了"十二经脉"，但没有用它去串联全身穴位。

　　二、元代的《十四经发挥》对后世的针灸理论影响很大。作者滑寿把"十二经脉"正式当做全身穴位的连线。这种变化看起来似乎是针灸理论的进步，然而却是不幸的倒退；因为它把先进的刺穴疗法的理论倒退到古老的刺脉疗法的时代去了。

　　三、针灸理论出现这种变化的原因虽然很复杂，但其中有可能与当时药物疗法在医疗中占有绝对的优势有关，因为做为药物疗法支柱的藏府论并不重视脑的地位和作用。特别是唐朝的王冰在《黄帝内经素问》中片面支持了脑为"奇恒之府"和"脑为阴"的观点，从根本上动摇了《针灸甲乙经》的理论基础。尽管后来《十四经发挥》取代了《针灸甲乙经》的地位，但是它对针灸的临床实践并无多大影响。在本书中作者考察了几个病证历代手足十二经取穴的演变，确信直至现代，指导针灸实践的一直是《针灸甲乙经》。

　　四、本书揭示了《黄帝内经》中存在而长期被人忽视的有关脑为阳的六经理论，并对"十二经脉"的内容进行了认真、仔细的剖析。"十二经脉"是一篇极重要的、阐明脑为人体最高主宰的著作，可惜后世医家没能领会其最宝贵的理论核心。

五、本书还揭示了《内经》中存在有关人体神经结构的记载，对《灵枢·经筋篇》进行了分析和论证。通过对"十二经脉"和《灵枢·经筋篇》的探讨，可知在世界医学发展史上，最早发现人体血液循环的是中医，最早提出神经论的也是中医。

六、根据以上考证，本书作者对《中医学概论》（1959版）以及有关中医和针灸理论的现状和继承、发展问题提出了相关建议。

前　言

笔者自 1958 年脱产学习中医以来，曾从事过中医理论教学和经络针灸的科研工作。当年学习中医时虽然聆听过名师的讲课，但自己的领悟水平很低，对中医的理解主要是依靠对《中医学概论》的自学。该书为 1959 年南京中医学院编著并经过修订的高等医药院校试用教材。

在多年从事经络针灸的研究中，笔者心中不时涌现出对中医针灸理论的许多疑问，如：

一、在"藏象"中，心为君主之官，居五藏之首。在六经理论中，太阳为六经之首。为什么在十二经脉中手太阴肺经竟会变成十二经之首？

二、"藏象"中提到"肾合膀胱，膀胱者津液之府"。但在"十二经脉"中，遗溺闭癃的膀胱证出现在肝足厥阴，而不见于膀胱足太阳和络膀胱的肾足少阴。此外，肺手太阴和大肠手阳明中都不见大肠证，心手少阴和小肠手太阳中都不见小肠证，原因何在？

三、为什么足少阳胆经的所生病在骨，手太阳小肠经的所在病在液，足太阳膀胱经的所生病在筋？

如此种种，不由得使笔者感到这样的针灸理论实在难以理解，甚至怀疑其中有误。

众所周知，《内经》以后首次奠定针灸学基础的专著是

《针灸甲乙经》。这部在国内外影响深远的针灸专著虽然收录了"十二经脉",但并未用它串联全身的穴位。然而在《中医学概论》中,"十二经脉"却变成了全身穴位的连线,这一针灸理论上的重大变化是怎样发生的?它的意义何在?

带着这些疑问,利用晚年闲暇的时光,笔者全力投入了对《黄帝内经》的学习,试图提高对古代中医理论的理解,察明原始记载的真象。而在能够找到的《内经》注家的注释中,上述疑问都得不到满意的回答。以《古今图书集成医部全录·医经注释》为例,所有注家告诉我们的只是人体有十二条联系藏府的经脉或穴位连线,营气沿这些通路不停地依次循环。而对"十二经脉"是怎样一种理论,为什么在经脉名称前加上了藏府名称,它的六藏六府和脑是怎样有机地组合在一起的,这篇长达三千字的经文要论证、解决什么问题,提出了什么观点,它的理论核心又是什么,等等,均无明确的解释。

近日得知针灸已经被列入了世界非物质遗产名录,喜不自胜。现将粗浅的学习心得和笔记整理成册,求教于前辈和同道,以便集思广益,使这门遗产得到进一步的理解和发扬。

王齐亮

2011 年 5 月

说　　明

至今我们见到的最古老的《内经》版本是隋朝杨上善撰注的《黄帝内经太素》。但此书问世不久就在国内毁于战火，所幸已流传到日本。

唐朝王冰收集残存《内经》遗文，又补充了有关五运六气学说的七篇大论，编成《黄帝内经素问》。宋代史崧献出收集了《内经》中针灸部分的《灵枢经》。至此，《素问》和《灵枢》就成为我们现在学习《内经》的主要版本。

清光绪年间《黄帝内经太素》由日本传回中国。经过医家多年辛勤的校勘，使它成为一部值得信赖的好版本，可惜在日本期间散佚了七卷。

本书引证的经文主要依据《黄帝内经太素》，并参照了《素问》和《灵枢》。有疑问或不一致处，加注说明。

目　　录

第一章　中医针灸理论的演变

第一节　《针灸甲乙经》的针灸理论

现代人们所说的针灸理论或经络学说主要指的是《十四经发挥》或"十二经脉"，也包括十二经筋在内。《中医学概论》中提到过《针灸甲乙经》，但对其并无详细的介绍，只是说"针灸专著《针灸甲乙经》里已总结了针灸的理论知识和技术"。

皇甫谧并非不知道营气循环的理论和"十二经脉"的存在。他在该书总论的卷一、卷二中收录了这些内容，包括《灵枢·经筋第十三》在内。他从卷三才开始介绍全身的穴位。

皇甫谧对全身穴位的介绍采取了两种不同的方案。他把头颈躯干的穴位分别按照不同部位排成行列，散在地、不加串联地进行介绍；对于四肢的穴位则基本上按照《灵枢·本输第二》向心流注的手足十一经理论进行介绍。

乍一看来，这种介绍方式似乎是散漫的、不统一、不协调的；若能把手足十二经继续延伸，使它们串联头颈躯干的散在穴位岂不更好？然而皇甫谧没有这样做。

因此，需要认真考虑皇甫谧为什么会对头颈躯干的穴位做这样的安排，他是怎样安排的。现把《针灸甲乙经》卷三的部分目录引证如下：

"头直鼻中发际傍行至头维凡七穴第一

头直鼻中入发际一寸循督脉却行至凤府凡八穴第二

头直侠督脉各一寸五分却行至玉枕凡十穴第三

头直目上入发际五分却行至脑空凡十六穴第四

头缘耳上却行至完骨凡十二穴第五

头自发际中央傍行凡五穴第六

背自第一椎循督脉行至脊骶凡十一穴第七

背自第一椎两傍侠脊各一寸五分下至节凡四十一穴第八

背自第二椎两傍侠脊各三寸行至二十一椎下两傍侠脊凡二十六穴第九

面凡二十九穴第十

耳前后凡二十六穴第十一

颈凡十七穴第十二

肩凡二十六穴第十三

胸自天突循任脉下行至中庭凡七穴第十四

胸自输府侠任脉两傍各二寸下行至步廊凡十二穴第十五

胸自气户侠输府两傍各二寸下行至乳根凡十二穴第十六

胸自云门侠气户两傍各二寸下行至食窦凡十二穴第十七

腋胁下凡八穴第十八

腹自鸠尾循任脉下行至会阴凡十五穴第十九

腹自幽门侠巨阙两傍各半寸循冲脉下行至横骨凡二十一穴第二十

腹自不容侠幽门两傍各一寸五分至气冲凡二十三穴第二

十一

腹自期门上直两乳侠不容两傍各一寸五分下行至冲门凡十四穴第二十二

腹自章门下行至居髎凡十二穴第二十三"。

一、《针灸甲乙经》对头颈躯干穴位的安排

从总体布局看，《针灸甲乙经》中穴位的安排体现着六经理论中太阳行于背，阳明行于前，少阳行于侧的原则。不过除了头部穴位直通背部穴位外，面部穴位与胸腹部穴位没有直接相通，耳前后的穴位也没有和腋胁下的穴位直接相通；这些自然与阳明和少阳受到颈部和肩部的隔离有关。此外，头颈躯干穴位的陈述有一个共同的特点，就是它们基本上都是由上而下排列的。

头部穴位与背部穴位的连续不断（其中包括了督脉的穴位），使我们想到皇甫谧坚持了人体以头脑为首、以太阳为重的理念。这种理念来源于卫气理论。

《灵枢·卫气行第七十六》中说："平旦阴尽，阳气出于目，目张则气上行于头，循项下足太阳，循背下至小指之端"；然后卫气回到头部继续自上而下循行于其它五条阳经。（关于卫气理论以后有详细介绍。）

《灵枢·寿夭刚柔第六》中说："刺有三变"，"刺营者出血，刺卫者出气，刺寒痹者内热"。

刺卫是发现穴位的一个重要途径。《素问·五藏生成篇第十》中说："人有大谷十二分，小豁三百五十四名"，"此皆卫气之所留止，邪气之所客也，针石缘而去之"。《素问·气

穴论篇第五十八》中说："谿谷三百六十五穴会，亦应一岁。"

在《内经》中保存有刺孙络或刺营所得穴位的记载，见于《灵枢·本输第二》等。遗憾的是刺谿谷或刺卫所得穴位是怎样联系在一起的，《内经》中没有明确的记载，很可能已经毁于战火。《素问·气府论篇第五十九》中曾提到手足六阳从头到四肢末端的穴位连线的走行情况，但它们说的是"脉气所发"，难以肯定它们是脉外卫气的走行。又《灵枢·根结第五》中也提出过手足六阳的穴位构成，但它们根、溜、注、入的方向都是向心的，与《灵枢·本输第二》理论一致，与卫气自上而下的循行方向相反。

估计在没有文献依据的基础上，为了体现刺卫的理论，皇甫谧才对头颈躯干的穴位做了上述的安排。

二、《针灸甲乙经》中的手足十二经

现将卷三中手足十二经的目录摘引如下：
"手太阴及臂凡一十八穴第二十四
手厥阴心主及臂凡一十六穴第二十五
手少阴及臂凡一十六穴第二十六
手阳明及臂凡二十八穴第二十七
手少阳及臂凡二十四穴第二十八
手太阳及臂凡一十六穴第二十九
足太阴及股凡二十二穴第三十
足厥阴及股凡二十二穴第三十一
足少阴及股并阴跷阴维凡二十六第三十二
足阳明及股凡三十穴第三十三

足少阳及股并阳维四穴凡二十八穴第三十四

足太阳及股并阳跻六穴凡三十四穴第三十五"

（注：这里的穴数均指双侧而言。）

以上手足十二经都从指（趾）末端开始，向四肢与躯干的接合部接近，类似《灵枢·本输第二》五藏六府脉的向心流注。但是，各经穴位的数目已经明显多少不等地增加了，且超过了五藏五输、六府六输手不过肘、足不过膝的限定。这就是在经脉名称后加了"及臂"、"及股"的原因。

手足十二经中惟一没有加"及臂"的是手太阳。它增加了养老、支正两穴，但它们在阳谷、小海之间，该经的总长并未超过肘部。

从足阳明的出于厉兑，足少阴的出于涌泉可知，这里的手足十二经不是"十二经脉"的十二经，而是加了一条手厥阴心主的本质上的本输十二经。

然而《针灸甲乙经》中手足十二经的排列方式与《灵枢·本输第二》的先五藏脉，后六府脉不同。它是按手三阴、手三阳、足三阴、足三阳的次序排列的。这种排列方式在《内经》中是没有先例的。显然皇甫谧保留了本输经脉各自向心流注的特征。对于手足十二经之间的关系，他也没有接受《灵枢·逆顺肥瘦第三十八》中所说"手之三阴，从藏走手；手之三阳，从手走头；足之三阳，从头走足；足之三阴，从足走腹"的手足十二经循环的观点。

看来《针灸甲乙经》中手足十二经穴位连线的延伸是临床上发现了相应的、更多有效穴位的结果。至于它们沿什么路线继续走行，有待实践的检验。皇甫谧没有把它们和头颈躯干的穴位匆忙地串联在一起，表明他在学术上是慎重的、实事求是的。

虽然看起来皇甫谧把全身穴位划分为头颈躯干的零散部分和在手足连成一串的十二经部分，似乎两者没有关系，实际不然。按照卫气理论，卫气是从头开始走行于全身之阳的，包括四肢在内，特别是卫气在白天循行于全身之阳时，在每次到达足部时都会"入足心出内踝，下行阴分，复合于目"。因此头部、躯干和手足的穴位除了营气理论，也不能排除卫气的作用。同样，经脉和经络的走行遍布全身的内外、表里、上下、阴阳，头颈躯干的穴位也不乏营气的供养。

可见《针灸甲乙经》的针灸理论是刺卫和刺营兼顾，而起主导作用的是头脑和太阳经。另外从《针灸甲乙经》总论卷一的安排可知，对卫气的介绍也先于对营气的介绍。

在《针灸甲乙经》以后，唐代孙思邈所撰《千金方》中的针灸部分继承了《针灸甲乙经》的理论体系，并画有仰人、伏人、侧人明堂图。

1955 年商务印书馆在《针灸甲乙经》的"出版说明"中写道："由晋到唐宋时代的针灸学，基本上并没有出过《针灸甲乙经》的范围"，"这部针灸学的专著"，"同时对国外，如日本、朝鲜、法国关于针灸学的研究，也有很大的影响"。

第二节　"十二经脉"进入并演变为针灸理论的过程

一、《铜人腧穴针灸图经》

宋代王惟一在《铜人腧穴针灸图经》中逐段引证了《灵枢·经脉第十》中"十二经脉"的原文，并在每段经文后沿着该经脉的走行路线介绍所过的穴位，似乎这时的"十二经脉"已经变成了穴位的连线。王惟一对经脉的名称也作了改动，例如他把"十二经脉"的肺手太阴之脉改为手太阴肺之经，大肠手阳明之脉改为手阳明大肠之经，等等。这一改动突出了十二经，降低、模糊了藏府在"十二经脉"中的地位。而藏府名称本来是加在经脉名称的前面的。

在此之前，王惟一还设计了一张表，名为"十二经络流注孔穴"。现引证如下：

	木	火	土	金	水
肺	少商	鱼际	太渊	经渠	尺泽
脾	隐白	大都	太白	商丘	阴陵泉
心	少冲	少府	神门	灵道	少海
肾	涌泉	然谷	太谿	复溜	阴谷
包络	中冲	劳宫	大陵	间使	曲泽
肝	大敦	行间	太冲	中封	曲泉

	金	水	木		火	土
大肠	商阳	二间	三间	合谷	阳谿	曲池
胃	厉兑	内庭	陷谷	冲阳	解谿	三里
小肠	少泽	前谷	后谿	腕骨	阳谷	小海
膀胱	至阴	通谷	束骨	京骨	昆仑	委中
三焦	关冲	液门	中渚	阳池	支沟	天井
胆	窍阴	侠谿	临泣	丘墟	阳辅	阳陵泉

这张"十二经络流注孔穴"表实际上表达的是《灵枢·本输第二》向心流注的经穴理论。王惟一秉承了《针灸甲乙经》的传统，增加了包络一藏和相应的输穴。但是王惟一对其中藏和府的排列却没有遵守《针灸甲乙经》手三阴、手三阳、足三阴、足三阳相应藏府的次序，而是做了精心的调整。六藏以肺为首，六府以大肠为首，藏与府的对应位置使人联想起它们之间相表里的关系，而六对藏府的排列次序又完全符合"十二经脉"中的经脉名称前所冠藏府的次序。

于是，"十二经络流注孔穴"把古人向心流注的本输理论乔装改扮为"常营无已，终而复始"的营气循环理论了。不过孔穴流注的方向和次序是无法改变的，这就泄露了这张表的本质与形式的矛盾。例如表中肺起于少商，而在《铜人腧穴针灸图经》的正文中，手太阴肺经的穴位起于云门；在表中胃经起于厉兑，正文的足阳明胃经则起于头维，等等。

二、《十四经发挥》

如果说宋代的王惟一试图用本输理论开道，把"十二经

脉"引入针灸理论的话，元代的滑寿（伯仁）就直截了当得
多。他在《十四经发挥》中全盘引用"十二经脉"的原文，
并随时加以注释，说明经脉所过穴位的位置，使全身穴位的
走向和排列完全符合"十二经脉"中的记载。（注：任脉和督
脉不是本书讨论的重点。）然而这种努力经不起认真的推敲。
如《灵枢·本输第二》中说："胃出于厉兑，厉兑者足大指内
次指之端也。"但在"十二经脉"中，胃足阳明的两个分支止
于足中指。滑寿对"入中指内间"的注释为"入中指内间之
内庭，至厉兑而终也"；对"入中指外间"的注释为"入中
指外间，与前之内庭厉兑合也"。滑寿为了使胃足阳明之脉的
走行符合《灵枢·本输第二》的规定，在足跗（即脚背）就
使它通向足中趾的两个分支的走行偏向次趾外间的内庭，以
便使之到达次趾之端的厉兑，可谓用心良苦。又如在"十二
经脉"中，"肾足少阴之脉起于小指之下，邪趣（史本趣作
'走'）足心"；而在《十四经发挥》中，足少阴肾之经起于
"涌泉"。可见使"十二经脉"百分之百地符合针灸理论还是
有一定困难的。

　　尽管如此，归根结底，《灵枢·本输第二》讲的是刺营的
理论，"十二经脉"里引用的是营气循环的理论，两者在脉气
循行的方向上虽有区别，毕竟都属于经脉理论的范畴。

　　为了考察针灸理论从《针灸甲乙经》改变为《十四经发
挥》后对临床取穴有什么影响，以咳证、腰痛、心痛和耳证
为对象，笔者追踪了这四个病证历代取穴的变化。选用《针
灸甲乙经》、《千金方》、《外台秘要》、《铜人腧穴针灸图经》、
《针灸资生经》、《针灸聚英》、《类经图翼》、《针灸集成》和

某中医学院所编的《针灸学》做为考证的资料。结果发现，在《十四经发挥》问世后，这四个病症的取穴没有发生重大的、本质性的改变。《十四经发挥》是纯理论性著作，未涉及穴位主治。由于《针灸聚英》完全接受了《十四经发挥》的理论体系，所以可以把《针灸聚英》做为考察针灸理论一千多年来变化的观测点。

请参看本书的附录三。读者会得出自己的论断。

三、《针灸聚英》

《十四经发挥》问世后，完全追随其理论体系的是明代高武所编的《针灸聚英》（公元 1529 年）。

四、《针灸大成》

公元 1601 年，明代杨继洲在《针灸大成》中继承了《铜人腧穴针灸图经》的理论体系，并引用了《铜人腧穴针灸图经》中的那张"十二经络流注孔穴"表。值得注意的是，作者在这张表前画了"十二经井穴图"，并在每张图上标明了该经井穴的位置和名称。这一作法突出了本输脉气向心流注的特点，表明在针灸的经脉理论中存在着两个不同的学派；我们可把它们简称为向心派和循环派。如前所述，这两派并没有本质上的区别。

五、《类经图翼》

对近代针灸理论影响最大的恐怕是明代大医家张介宾（景岳）所著的《类经图翼》。

张景岳不仅是一位名医，也是一位精通《内经》理论的大师。他著有《景岳全书》和《类经》，《类经图翼》是他有关针灸的专著。

张景岳在《类经图翼》的序中说："心法之传，止赖内经一书"，"余因醉心有年，遂通为类注并图翼附翼等义，虽辞多烦赘，俚鄙不文，盖亦虑初学之难明而求悉于理耳"，"余曰医者理也，理透心明斯至矣"。在《类经图翼》中，他对《针灸甲乙经》的理论体系进行了一系列原则性的修改。首先，他变更了卫气与营气的论述和排列的次序。在《针灸甲乙经》中，卫气的介绍在前，营气的介绍在后。在《类经图翼》的"宗营卫三气解"中，营气在前，卫气在后。这一变更是继《铜人腧穴针灸图经》和《十四经发挥》以后，进一步使"十二经脉"向《灵枢·营气第十六》营气循环理论演变、靠拢的相应措施。一般说来，为了使"十二经脉"符合后世某些针灸家的理念，对这篇经文进行一些修改也是可以理解的。不过需要注意的是，经过修改做为刺穴理论的"十二经脉"与《内经》中的"十二经脉"是有很大区别的。

（一）营气理论

在《类经图翼》的"经络周流解"中，有下列文字："人身正脉，十有二经，每于平旦寅时，营气始于中焦，上注手太阴肺经，自胸中而出于中府"。这种说法等于把肺手太阴之脉直接和《铜人腧穴针灸图经》中手太阴肺经的穴位连线重合在一起了。在"十二经脉"中，肺手太阴之脉确实起于中焦。不过令人奇怪的是，为何"每于平旦寅时"营气才开始启动。看来这一写法实际上在模仿《灵枢·卫气行第七十六》中的"平旦阴尽"。

平旦寅时即凌晨 3 点至 5 点，也即平旦阴尽，阳气上升之时。这个时段本来是属阳的卫气启动的时机，张景岳却把它给了属阴的营气。古人很可能在平旦的寅时进食（谷入于胃），然后下地劳动；但无论如何，营气的特点是"常营无已，终而复始"，"营周不休，五十而复大会，阴阳相贯，如环无端"。所以没有必要强调"每于平旦寅时，营气始于中焦"。众所周知，即便数日不食，营气照样运转，人也不会立即死掉。那么，按照《类经图翼》的写法，营气是属阴呢，还是属阳呢？

张景岳为什么要强调平旦寅时呢？估计可能是根据五藏理论，心主神明，而心为阳中之太阳。平旦寅时为阴尽阳升之时，也即心阳上升，人们睡醒之时，心主神明之时。至于"阴尽"二字，这里是不能提的，因为营气属阴；"阴尽"与营气的生成和循环都是矛盾的。

把心主神明的功能和心主血脉的功能结合起来，用以解释营气循环，本来应该是一种合理的选择；但张景岳在针灸理论的问题上却没有这样讲，也没有这样作。在"宗营卫三气解"中他仍然说："营气者，阴气也"，"营气出于中焦，并胃中出上焦之后，上注于肺"。

在古代，中医已经知道心和肺的关系极为密切，这显然与大小循环解剖上的复杂联系有关。另一方面，在古代心和胃的概念也往往混同在一起。例如《灵枢·玉版第六十》中说："谷之所注者，胃也；胃者，水谷气血之海也"，"胃之所出气血者，经隧也；经隧者，五藏六府之大络也"。所以，由胃上注于肺这一提法中的"胃"是可以理解为胃府，也可以理解为心脏的。肺手太阴的同名经脾足太阴"注心中"，有"烦心"的心证，这一情况也能够支持上述的理解。

不论营气从胃出发也好，从肺出发也好，心主血脉的理论是没有错的。然而"十二经脉"不是《灵枢·营气第十六》的重复或补充；"十二经脉"的作者只不过借用了营气循环的路线来构建自己的、新的五藏与六经相结合的理论罢了，这种新中医理论的核心并非心为君主之官，而是脑统领五藏。

在"十二经脉"中，心除了主血、主脉以外，还"系目系"。据《灵枢·大惑论第八十》，目系"上属于脑"。可见在"十二经脉"中，心的地位低于脑。

但藏府论者根本不承认脑在人体的应有地位和作用。所以心主血脉的理论只能解释营气循环的部分，无法解释"十二经脉"理论的核心部分。其次，"十二经脉"中写的是"肺手太阴之脉起于中焦"，"还循胃口"，其中并没有在文字上出现"心"的字样，这又为营气的来源和启动增加了模糊不定的神秘感。营气是从心藏出发的吗？营气属阴、还是属阳呢？

这样一来，藏府论的经络理论既失去了脑的支持，又得不到心的名正言顺的主导，结果陷入了迷茫的、空无所依的境地。

（二）卫气理论

在《内经》中，除了《素问·五藏别论篇第十一》中把脑命名为奇恒之府，定性为"地气所生"，"藏于阴而象于地"，从而得出"脑者阴也"的结论以外；还有许多论述认为脑为阳。例如《素问·厥论篇第四十五》中说："阳气乱则不知人"；《灵枢·寒热病第二十一》中说："阳逆头痛"，等等。

　　《针灸甲乙经》看来是根据"脑者阳也"的理论来解读《灵枢·卫气行第七十六》中的记载的。经文说："平旦阴尽，阳气出于目，目张则气上行于头，循项下足太阳，循背下至小指之端。"此后阳气又从头部开始，循另一条阳经下行至肢体末端；如此总共反复六次；而且在白天每逢卫气到达足部时，都"入足心，出内踝，下行阴分，复合于目"。

　　《素问·风论篇第四十二》中说："卫气有所凝而不行，故其肉有不仁也"；《灵枢·刺节真邪篇第七十五》中也说："卫气不行，则为不仁。"可见卫气与人的感觉和知觉有关。因此卫气的"昼日行于阳二十五周，夜行于阴二十五周，周于五藏"，可以理解为人的感觉和知觉白天在阳，夜晚在阴。到了平旦阴尽时，脑中之阳随宇宙之阳而兴起。随着人从睡眠状态睁开眼睛，脑中的阳气就通过睁眼使全身的感觉和知觉恢复；夜晚闭目入睡后，感觉和知觉潜藏于内脏。看来这些就是上述经文的本义。

　　关于目和脑的联系，在《灵枢·大惑论第八十》中有明确的记载。关于太阳和目的关系，《内经》中也不乏论证。例如《素问·诊要经终论篇第十六》中说："太阳之脉，其终也，戴眼，反折瘛疭"；《素问·三部九候论篇第二十》中说："足太阳气绝者，其足不可屈伸，死必戴眼"，"瞳子高者，太阳不足；戴眼者，太阳已绝"。

根据目与脑在解剖学方面的关联和太阳证与目的关联，可知太阳中有脑的存在，也即脑为阳。据《灵枢·海论第三十三》："脑为髓之海"；《素问·奇病论篇第四十七》："髓者以脑为主"。所以古人的"脑"的涵义是包括了脊髓在内的。

在《类经图翼》的"宗营卫三气解"中，作者在指出"卫气者，阳气也"之后，接着写道，"每日平旦阴尽，阳气出于目之睛明穴，上行于头，昼自足太阳始，行于六阳经以下阴分。夜自足少阴始，行于六阴经，复注于肾，昼夜各二十五周，不随宗气而自行于皮肤分肉之间"。在这里张景岳对卫气的走行路线作了重大的修改。他竟然改变了《灵枢·卫气行第七十六》中陈述的"夜行于阴二十五周，周于五藏"的内容，把"常从足少阴注于肾，肾注于心，心注于肺，肺注于肝，肝注于脾，复注于肾为周"擅自改为"行于阴六经，复注于肾，昼夜各二十五周"。此外，他又在"目"后加了"之睛明穴"四个字。

睛明穴在目内眦外一分宛宛中，是《十四经发挥》中足太阳膀胱经的起点；而医家通常认为目内眦即内眼角。之所以加了"之睛明穴"四个字，这是因为张景岳主张阳气或卫气不是由脑到目，而是直接从足太阳膀胱经的睛明穴启动，然后从额上巅，从巅入络脑的。

张景岳对卫气循行路线的这些重大修改使我们想到两方面的问题：首先，他在否定脑为阳、脑与宇宙之阳相应的同时，也改变了卫气理论；其次，他把卫气走行直接引向，并混同于《十四经发挥》的手足十二经的走行，或它们的穴位连线。

这些问题的产生其实是有着历史渊源的。为了审视六经与十二经的关系以及《灵枢》"十二经脉"与《十四经发挥》中针灸十二经的关系,我们回顾《内经》经文和唐朝王冰的有关注释。

《素问·阴阳离合论篇第六》中六经理论的特点是把人比拟为生长在土地上的植物,人是站立在地上活动的。换句话说,六经皆起于足。所以古老的六经虽然在名称前没有冠以"足"字,但实际上暗含的意思是足六经。然而在六经演变为十二经以后,出现了与手六经相对应的正式冠以"足"字的足六经。这样就产生了六经与十二经在概念上容易混淆的问题。

王冰在《素问·阴阳离合论篇第六》下写有这样的注文:"少阴之上名曰太阳者,肾藏为阴,膀胱府为阳。阴气在下,阳气在上,此为一合之经气也。灵枢经曰:足少阴之脉者,肾脉也,起于小指之下,斜趋足心。又曰:足太阳之脉者,膀胱脉也,循京骨至小指外侧。由此故少阴之上名太阳也";"太阳之脉起于目,而下至于足"。

根据上述文字可知,王冰把古老的六经和手足十二经混为一谈了。从注文对足少阴和足太阳之脉起点走行的陈述看,这两条经脉很像是《灵枢·经脉第十》中相应的两条(注意:足少阴前缺"肾",足太阳前缺"膀胱")。但《灵枢·经脉第十》"十二经脉"的膀胱足太阳之脉"起于目内眦",与注文接着提出来的"太阳之脉起于目"相矛盾。"太阳之脉起于目"的依据应该是《灵枢·根结第五》六经理论中太阳的"结于命门，命门者，目也"。

王冰一方面承认"太阳之脉起于目"，同时又认为这个"太阳"是足太阳，从而引证"十二经脉"中膀胱足太阳的经文，并且由此推定了太阳即膀胱。他进行了一系列概念的潜移默化。我们理解六经中的太阳有可能是足太阳，但"结于目"和"起于目内眦"的提法显然表明两者的连接部位是不同的。这里的太阳恐怕不是足太阳。

再看《内经》的其它经文和王冰的注释。王冰在《素问·三部九候论篇第二十》"足太阳气绝者，其足不可屈伸，死必戴眼"一句的注文中写道："足太阳脉起于目内眦。"在《素问·诊要经终论篇第十六》的注文中又说："戴眼，谓睛不转而仰视也。然足太阳脉起于目内眦"；"手太阳脉起于手小指之端"，"其支别者，上颊至目内眦，抵足太阳；又其支别者，从缺盆循颈至目外眦，故戴眼反折"。

若目内眦为内眼角，目外眦为外眼角，则眼球为什么会出现戴眼状态的病证呢？王冰为什么用分布到内外眼角的经脉来解释眼睛的仰视不转呢？《素问·诊要经终论篇第十六》中提到的"十二经终"，本来讲的是六经终证，所以戴眼证应该用《灵枢·根结第五》六经的太阳结于目来解释；不应该用"十二经脉"中的膀胱足太阳来解释。内外眼角不可能使眼球处于戴眼的状态，除非"眦"字有另外的涵义，指的不是眼角。（关于"眦"字，后面还要继续讨论。）

在《内经》中，除了一些古老的六经理论认为太阳与目相关外，十二经中的足太阳也有与目相关的记载。例如《灵枢·寒热病第二十一》中说："足太阳有通项入于脑者，正属目本，名曰眼系"；《灵枢·杂病第二十六》中说："厥挟脊而痛至项（史本项作'顶'），头沉沉然，目眈眈然，腰脊强，取足太阳腘中血络。"

根据上述记载可知，手足十二经中的足太阳和六经中的太阳一样，都是与目相关的。

王冰除了混淆了六经和十二经的界限，还支持了《素问·五藏别论篇第十一》中脑为"奇恒之府"，"地气之所生"，"藏于阴而象于地"的说法。他把《素问·解精微论篇第八十一》中的"脑者阳也"（太素本原文）改为"脑者阴也"，并在注文中说："脑为地气所生，皆藏于阴而象于地。"王冰对脑的这一定性，对后世中医理论，特别是针灸理论，影响巨大。六经理论的支柱是太阳，太阳内主要为脑和脊髓。它们位于人体的巅部和背侧，按照阴阳理论，应该是属阳的；因为上为阳，下为阴；腰以上为阳，腰以下为阴；背为阳，腹为阴。现在把脑定为阴性就等于抽掉了太阳经的内核，挖空了六经理论的基础。

王冰搜集了《黄帝内经》的佚文，编撰了《黄帝内经素问》，对传承中医理论作出了杰出的贡献，功不可没。遗憾的是他混淆了六经和十二经，否定了脑的正当地位和重要功能。他在学术观点上的这些偏颇之处对于当时已经蓬勃发展、以五藏六府理论（可简称藏府论）为基础的药物疗法并无影响，然而对于针灸疗法的理论来说却是致命的打击。其后果是医家开始怀疑《针灸甲乙经》理论体系的合理性，从而为针灸理论寻找另外的出路。这大概是针灸理论从《针灸甲乙经》

演变为《十四经发挥》的主要原因。

在《类经图翼》中，张景岳大力支持《十四经发挥》，并在理论上加以辅助性的阐明。他在《类经》"藏象类"篇中首选了《素问·灵兰秘典论篇第八》的"十二官"；在"经络类"篇中首选了《灵枢·经脉第十》的"十二经脉"。虽然"十二经脉"中的膀胱足太阳之脉在走行中提到了脑，但脑显然不在"十二官"之内。

"奇恒之府"的一叶蔽目，使"十二经脉"中的脑成为虚名。于是后人只好接受王冰的意见，把膀胱视为与肾阴相对的阳，结果在《古今图书集成医部全录·医经注释》中出现了令人啼笑皆非的注文："太阳之气，生于膀胱水中，而为诸阳主气"；"太阳为诸阳主气，生于膀胱水中"，"太阳之气生于膀胱"，"升于头顶"。

否认脑为阳的藏府论者只能把膀胱做为阳的代表来解释膀胱足太阳的经文了。遗憾的是膀胱足太阳中没有膀胱证。

（三）头部穴位与背部穴位的脱离

张景岳在《类经图翼》中模仿《针灸甲乙经》介绍全身穴位的做法，首先介绍头部、侧头部、面部的穴位和颈项、肩膊、侧腋、侧胁部，以及胸部、腹部和背部的穴位，然后介绍手足十二经的穴位。

乍一看来，张景岳似乎在继承《针灸甲乙经》的传统。但是仔细观察身体背部穴位的处境，就会发现它们不是紧接在头部穴位之后，而是在腹部诸穴之后，手足十二经诸穴之前。

《针灸甲乙经》对全身穴位的介绍是从头部开始直通背部的。从穴位的排行看，正中为督脉，旁边为太阳。可见《针灸甲乙经》的指导思想是以头脑为首，尊重六经的理论。

张景岳把背部穴位的陈述移到远离头部的腹部穴位后边的作法，表明他不尊重太阳经的存在。

总之，《类经图翼》对《针灸甲乙经》进行了以下几方面的修正：其一，把营气机理提升于卫气机理之前；其二，在卫气机理中绕开了脑和目；其三，使膀胱足太阳经在背部的穴位远离了它在头部的穴位。

在撰写《类经》和针灸理论《类经图翼》的过程中，张景岳把五藏六府"十二官"的理论直接和"十二经脉"对应起来了，给人以"十二官"即"十二经脉"中藏府的假象。"十二官"虽然是古代的中医理论，但"十二经脉"却是更为古老的医学理论。"十二官"已经变成了用药治病的理论，而"十二经脉"本来是针药并用治病的理论，其藏府理论具有许多远古的特点。这种不加区分、贸然把不同时代的藏府相对应的作法，使人误以为后世的藏府就是远古的藏府，结果带来了许多令人百思不得其解的猜疑和困惑。如中医理论认为"肝主筋"，可是"是主筋所生病者"出现在膀胱足太阳；又如中医理论认为"肾主水"，可是肾足少阴中没有水证；等等。

六、《针灸集成》

清朝廖润鸿编著的《针灸集成》继承了《十四经发挥》

的理论体系。

近代针灸家承淡安先生从日本觅得古本《十四经发挥》，极力推崇此书。

大概是受到了《类经图翼》和以后针灸医家的影响，《中医学概论》中的针灸部分就写成现在的模样。

其实，自《铜人腧穴针灸图经》问世后，宋代王执中撰写的《针灸资生经》（公元 1220 年）就坚持着《针灸甲乙经》的传统。《十四经发挥》（公元 1341 年）问世后，明代徐凤的《针灸大全》也延续《针灸甲乙经》的体系。可见不是所有针灸医家都同意把《十四经发挥》当做针灸理论的。

第二章　古代的医学

第一节　《黄帝内经》的特点

《黄帝内经》是我国现存最早问世的重要医学文献，成书年代约在先秦至西汉间。它总结了古代人民长期与疾病作斗争的经验和理论知识，奠定了中医学的理论基础。

《黄帝内经》的成书虽在先秦至西汉之间，但其中收录的内容则涵盖了此前更为古老的医学文献，所以弥足珍贵。

古代中国经历了石器、青铜器和铁器时代。在《黄帝内经》中我们看到了用砭石放血和按压穴位治病的方法，也看到了九针的形制。从九针中的毫针和长针我们可以推断古人已经掌握了刺穴治病的医术。随着生产力的发展和技术的进步，中医在针灸和用药物治病方面也在不断地前进。

在秦始皇统一中国之前的春秋战国时期，诸子蜂起，百家争鸣；中医学术的发展在这样的环境中必然也是百花齐放的。我们在《黄帝内经》中就看到了许多不同的医学派别和各式各样相互矛盾的观点。因此，我们不能轻易相信《黄帝内经》中的每一句话都是绝对的真理，而需要对它们的涵义进行缜密的思考和明智的判断。

通过地下出土的精美青铜器和绮丽的纺织品，可知我国古代的科学技术曾经达到过世界一流的水平。中国的医学也不例外。正是在解剖生理等基础医学发展的基础上，在学术思想能够无拘无束地自由争辩的氛围中，中医得到了迅速的发展。所以，《灵枢·经脉第十》和《灵枢·经筋第十三》两篇经文的出现不是偶然的。

第二节 古人对头、脑、骨、髓的认识

我国古代在解剖学、生理学等基础医学领域都有许多科学的发现；但是自从进入封建社会以后，这方面的发展停滞了，甚至倒退了。尤其是五藏理论强调体腔内的五藏为人体的最高中枢，这种忽视头脑作用的论点延续长达数千年之久，以致《黄帝内经》中许多有关头、脑的经文很少被人注意和引用。但实际上《内经》中也记载了许多有关六经和头脑的论述，古代是还有六经学派存在的。它承认并重视头脑在人体的重要地位和功能，可惜早已被人遗忘了。现在把《内经》中这些有关头脑的经文引证如下。

一、头和脑

《素问·脉要精微论篇第十七》中说："头者，精明之府；头倾视深，精神将夺矣"；"精明者，所以视万物，别黑白，审短长；以长为短，以白为黑，如是则精衰矣"。因此，精明不仅指的是目，也包括了目的视觉、神采和脑对事物的分辨能力在内。

《灵枢·五乱第三十四》："气乱于头，则为厥逆，头重

眩仆。"

《素问·奇病论篇第四十七》："脑逆，故令头痛。"

《灵枢·卫气第五十二》："头气有街"，"气在头者，止之于脑。"

《灵枢·海论第三十三》："脑为髓之海，其输上在于其盖，下在风府。"

《素问·刺禁论篇第五十二》："刺头，中脑户，入脑立死。"

可见古人对头脑的重要性和重要功能是有明确认识的。

二、骨和髓

《黄帝内经》中的"骨"和现代医学的"骨骼"在涵义上有时是一致的。如《灵枢·官针第七》"短刺"治骨痹的经文中说："稍摇而深之，致针骨所，以上下摩骨也。"

《黄帝内经》中的"髓"有时指的是骨骼中的髓。《素问·脉要精微论篇第十七》中说："骨者，髓之府。"《素问·解精微论篇第八十一》中说："髓者骨之充也。"

但《黄帝内经》中的"骨"有时指的是组成颅腔、椎管的颅骨和脊椎骨的总和；"髓"有时指的是与脑相连的脊髓。如《素问·刺禁论篇第五十二》中说："刺脊间，中髓为伛。"

从《素问·脉要精微论篇第十七》"骨者，髓之府；不能久立，行则振，骨将惫矣"的说法来看，这"髓"也不像是骨髓的髓，而是脑髓的髓。

现代医学所说"延髓"、"脊髓"的"髓"实际上都来源于《黄帝内经》中的"髓"。

《素问·骨空论篇第六十》对髓空有如下记载："髓空（冰本空后有"在"）脑后三分，在颅际锐骨之下，一在新纂（冰本作"断基"）下，一在项（冰本项接"后"）中复骨下，一在脊骨上空，在风府上。脊骨下空，在尻骨下空，数髓空在面侠鼻，或骨空在口下当两肩。"

据《康熙字典》，断同"龂"；纂的字形与"綦"相近。《康熙字典》引杨倞注，"綦当为基"。故"新纂"可能为"断基"之误。"或"，据《康熙字典》，可释为"有"。

《古今图书集成医部全录·医经注释》引王冰注："骨空在口下当两肩，谓大迎穴也。"《中国医学大辞典》："大迎穴在曲颌前一寸二分，骨陷中动脉，又口下当两肩。"

《素问·刺禁论篇第五十二》中说："刺头中脑户，入脑立死。"可见古人已经发现颅骨与颈椎间有通向脑的间隙。

关于脊柱的结构《黄帝内经》中也有记载。《素问·疟论篇第三十五》中说，邪气"出于风府，日下一椎（冰本椎作"节"），二十一（冰本一作"五"）日下至骶骨，二十二（冰本二作"六"）日入于脊内，注（冰本接"于伏"）胂（冰本作"膂"）之脉"。据《康熙字典》，胂为脊柱；膂为脊骨或肉。胂、膂同音，两字有混同、混用的可能。

《素问·刺禁论篇第五十二》中说过，"刺脊间，中髓为伛"。可见古人已经发现脊椎之间有空隙，针若通过这个空隙刺伤髓，就会导致驼背或弯腰。

关于骶骨上的孔穴，《素问·骨空论篇第六十》中提到"腰痛不可以动摇，急引阴卵，刺八髎与痛上；九（冰本作"八"）窌在腰尻分间"。据《汉语大字典》，窌，窖也。

三、脑和髓

《素问·奇病论篇第四十七》中说："髓者以脑为主"；《灵枢·海论第三十三》中说："脑为髓之海"；《素问·五藏生成篇第十》中说："诸髓者，皆属于脑。"可见古人认为脑是髓的集中、膨大的部分。

《黄帝内经》中没有"脊髓"一词，但《素问·玉机真藏论篇第十九》中提到了"肩髓"。经文说："大骨枯槁，大肉陷下，肩髓内消，动作日衰，真藏来见，期一岁死。"

《灵枢·热病第二十三》中说："热在髓，死，不可治"；"髓热者，死"。《素问·刺要论篇第五十》中说："刺骨无伤髓，髓伤则销铄胻酸，体解㑊然不去矣。"据《汉语大字典》，销同"消"，可解为耗尽、耗费；铄可解为消毁、削弱；酸同"痠"。关于解㑊，《康熙字典》引张隐菴集注，"懈惰也"。

髓不是绝对不能刺的。对于大风，俗称的大麻风，古人就加用了刺髓的办法。《素问·长刺节论篇第五十五》中说："病大风，骨节重，须眉堕"，"刺肌肉为故，汗出百日，刺骨髓，汗出百日，凡二百日，须眉生而止针"。

大概是受到《素问·五藏别论篇第十一》"奇恒之府"的影响，后世中医很少提到脑髓，甚至有人认为它们是西医理论中的东西。

计算起来，《素问》中有12篇提到"脑"，"脑"字出现19次，《灵枢》中有14篇提到"脑"，若把两个"髓海"计算在内，"脑"字出现 27 次。所以《黄帝内经》中共有 26 篇提到脑，"脑"字共出现 46 次。可见古代中医并不讳言脑的存在。

如《灵枢·师传第二十九》中说："头气有街"，"故气在头者，止之于脑"。《素问·大奇论篇第四十七》中说："脑逆，故令头痛。"《灵枢·海论第三十三》中说："脑为髓之海，其输上在于其盖，下在风府。"《素问·风论篇第四十二》中说："风气循风府而上，则为脑风。"《灵枢·终始第九》中说："形体淫泆，乃消脑髓。"据《康熙字典》，淫为淫的讹字；泆为放荡、淫乱之意。

古人认为骨属内的液质与精液有关。《灵枢·师传第二十九》中写道："谷气满淖，泽注于骨（史本前文作"谷入气满，淖泽注于骨），骨属屈伸，光（史本光作"洩"）泽补益脑髓，皮肤润泽，是谓液"；"液脱者，骨属屈伸不利，色夭，脑髓消，胫酸、耳数鸣"。据《汉语大字典》，属，解也；解指关节、骨骼相连接的地方。

《灵枢·五癃津液别第三十六》进一步指出，"五谷之津液和合而为膏者，内渗入骨空，补益脑髓而下流于阴（史本阴后有"股"）。阴阳不和则（史本无"则"）使液溢而下流于阴，髓液皆减而下，下过度则虚，虚故骨脊（史本作"腰背"）痛而胫酸"。

《灵枢·大惑论第八十》中说目系上属于脑；邪"入于脑则脑转，脑转则引目系急，目系急则目眩以转矣"。

《素问·刺热篇第三十二》中说："热病先身重，骨痛，耳聋，好瞑，刺足少阳（冰本阳作"阴"）。"

《素问·脉解篇第四十九》少阴证中提到："少阴者，肾也"，"目䀮䀮无所见"。

《灵枢·癫狂病第二十二》中有这样的经文："骨酸体重，懈惰不能动，补足少阴"。

《素问·玉机真藏论篇第十九》的肝脉太过有"眩冒"证，肾脉太过有"解㑊"证。

综合以上记载可知《灵枢·海论第三十三》中髓海不足症状的来历。经文说："髓海不足则脑转耳鸣，胫酸眩冒目无所见，懈怠安卧。"这是古人对脑不足病证的总结。

关于脑的性质，《黄帝内经太素卷第二十九》中说："脑者，阳也"；王冰《素问·解精微论篇第八十一》中说："脑者，阴也"。

头在人体的最高部位，最接近于天。《素问·阴阳应象大论篇第五》中说："清阳上天，浊阴归地"；"清阳出上窍，浊阴出下窍；清阳发腠理，浊阴走五藏；清阳实四支，浊阴归六府"。《灵枢·阴阳系明第四十一》中说："腰以上者为阳，腰以下者为阴。"《素问·金匮真言论篇第四》中说："夫言人之阴阳，则外为阳，内为阴；言人身之阴阳，则背为阳，腹为阴。"

综合以上观点可知，头、上窍、背、四肢、腠理和腰以上为阳，其余为阴。

《灵枢·卫气行第七十六》中说："平旦阴尽，阳气出于目。"《素问·厥论篇第四十五》中说，在邪气逆时，"逆则阳气乱，阳气乱则不知人"。《灵枢·寒热病第二十一》中说：

"阳逆（史本逆作"迎"）头痛。"《素问·生气通天论篇第三》中说："阳气（冰本接"者"）大怒则形气而（冰本无"而"）绝，血（冰本血前有"而"）菀于上，使前（冰本前作"人薄"）厥，目盲不可以视，耳闭不可以听。"据《汉语大字典》，前表示切近，或预先；菀通"蕴"，积聚、郁结之意。《灵枢·九针论第七十八》中说："邪入于阳则为狂"，"邪入于阳，搏（史本作"转"）则为癫疾"。

根据以上记载可知，"脑者，阳也"的说法是可信的，而巨阳或太阳与脑髓相关也就不难理解了。

《黄帝内经》中的"阳"不一定必须和府捆绑在一起。例如，在《素问·阴阳类论篇第七十九》中，由于"春"、"少阳"、"甲乙"、"东方"都属阳，所以肝在这里不属阴而属阳。另外，"天者，阳也，五藏之应天者肺"，肺在横膈以上，为"五藏六府之盖"，所以把肺视为阳也是说得通的。

由此也可见《黄帝内经》时代医家争鸣的大致情况。古代不见得任何情况下藏都属阴。所谓"藏为阴，府为阳"，只是就藏府而言的一种划分阴阳的说法。在男人掌权的封建社会，"阳"是一种尊称，男尊女卑。所以把脑定性为阳正好与肾的阴相配，因此完全没有必要用膀胱去代替脑。

此外，古人对脑髓是进行过认真解剖观察的。除了前面提到的眼球、目系与脑的直接联系外，古人还对胎儿发育过程中脑髓的情况进行过观察。《灵枢·经脉第十》中说："人始生，先成精，精成而脑髓生，骨为干，脉为营，筋为刚，肉为墙，皮肤坚而毛发长。"

第三节　古代的治病方法

在遥远的古代，由于缺乏药物，人们主要依靠砭石和艾灸治病。据《说文解字》，"砭，以石刺病也"。后来随着金属针具的出现，刺灸疗法得到了很大的发展。与此同时，古人也在寻找各种能够治病的药物。药物疗法同样迅速取得了经验，炮制方法的改进也提高了药物的使用率和治疗功效。《黄帝内经》中的记载充分反映了古人在刺灸疗法和药物疗法两方面所取得的经验和理论。在此我们主要讨论前者。

一、古代的刺治理论

通过对人体皮、肉、筋、骨、脉不同部位的针灸，古人得出了初步的刺治理论。《灵枢·卫气失常第五十九》中说："皮有部，肉有柱，血气有输，骨有属"；"皮之部，输于四末；肉之柱，在臂胫诸阳分肉之间与足少阴分间；血气之输，输于诸络，气血留居，则盛而起；筋部无阴无阳，无左无右，候病所在；骨之属者，骨空之所以补益而益脑髓者也"。

显然，"部"、"柱"、"络"、"属"的提法表明刺皮、刺肉、刺络、刺骨都有自己的理论体系；而刺筋则没有固定的规律可循，哪里有病就在哪里施治。

《素问·刺要论篇第五十》指出，"刺毫毛腠理无伤皮"，"刺皮无伤肉"，"刺肉无伤脉"，"刺脉无伤筋"，"刺筋无伤骨"，"刺骨无伤髓"。看来皮、肉、筋、骨、脉是古代医生辨证施治分类的基础，也是衍生早期五藏理论的基础。这些刺法显然也促进了穴位的发现。《素问·气穴论篇第五十八》中说："气穴三百六十五，以应一岁"；"谿谷三百六十五穴会，亦应一岁"；"孙络三百六十五穴会，亦以应一岁"。

不过在刺穴疗法盛行以前，刺脉疗法依然是治病的主要手段。

二、古代的脉诊和刺脉疗法

《素问·脉要精微论篇第十七》中说："脉者，血之府也。"《灵枢·决气篇第三十》又指出，"壅遏营气令无所避，是谓脉"。

《灵枢·脉度第十七》中说："经脉为里，支而横者为络，络之别者为孙。盛而血者，疾诛之。"《灵枢·经脉第十》中说："经脉十二者，伏行分肉之间，深而不见；其常见者，足太阴过于外踝之上，无所隐故也。诸脉之浮而常见者，皆络脉也。"

《灵枢·本藏第四十七》中说："经脉者，所以行血气而营阴阳，濡筋骨，利关节者也。"

《素问·五藏生成篇第十》中说："诸脉者，皆属于目"，"诸血者，皆属于心"。

《素问·六节藏象论篇第九》中说："心者，其充在血脉。"

为了寻找病脉，古人进行脉诊。《黄帝内经》中记载的脉诊方法有许多种，如三部九候诊、色脉尺诊、尺肤诊、尺寸诊、人迎脉口诊等。每一种都有特定的脉诊部位、脉诊手法和诊断标准。

在三部九候诊中，医师"视其经络浮沉，以上下逆从循之"以寻找病脉；还可用左手按，左手弹的方法检查脉的应动情况，以判断该脉的有病、无病。

此外，古人还用屈伸、摇动肢体的办法来找出需要针刺的脉和络。《灵枢·邪气藏府病形第四》中说："委阳者，屈伸而索之"；"取诸外经者，揄申而从之"。据《康熙字典》，揄为挥动之意，申即伸展之意。

《素问·疟论篇第三十五》中记载了古人用带子紧束肢体，使静脉怒张，然后刺脉放血的办法，"故先其时坚束其处"，"后（冰本作"审侯"）见之在孙络，盛坚而血者，皆取之"。据《汉语大字典》，侯通"候"。

除了在充血的盛脉上针刺以外，对于陷下的虚脉古人采用了灸法。

此外，古人也在脉上运用手法治病。《灵枢·刺节真邪篇第七十五》中说，在颈动脉上"挟按"、"久持"、"卷而切"和反复"推下"，可以退大热。

刺脉出血是一种古老的治病方法。《素问·血气形志篇第二十四》中说："凡治病必先去其血，乃去其所苦，伺之所欲，然后写有余，补不足。"

《素问·三部九候论篇第二十》中说："必先度其形之肥瘦，以调其气之虚实，实则泻之，虚则补之。必先去其血脉，而后调之，无问其病，以平为期。"

《灵枢·九针十二原第一》中说："持针之道，坚者为宝"，"审视血脉者，刺之无殆"。据《康熙字典》，殆可解为疑惑。"血脉者，在腧横居，视之独澄，切之独坚"。据《康熙字典》，横可作充满解。

《素问·汤液醪醴论篇第十四》记载了这样一个问题，"形弊血尽而功不立者何？"译成白话即病人倒仆，血已流尽，为什么不见功效。据《康熙字典》，弊可解为仆，也同"毙"。

刺脉出血是有危险的。《素问·刺禁论篇第五十二》中说："刺臂太阴脉，出血多，立死"；"刺跗上，中大脉，血出不止，死"；"刺阴股，中大脉，血出不止，死"；"刺郄中大脉，令人仆，脱色"。

《灵枢·血络论第三十九》中有这样的记载："刺血络而仆者，何也。血出而射者，何也。血少黑而浊者，何也。血清半（史本作"血出清而半"）为汁者，何也。发针而肿者，何也。血出（史本出后有"若"）多若少而面色苍苍然（史本无"然"）者何也。发针（史本针后有"而"）面色不变而烦闷者，何也。多出血而不动摇者，何也"。

刺脉出血的适应证很多。例如《素问·藏气法时论篇第二十二》中记录了刺六经出血治疗五藏病；《灵枢·寿夭刚柔第六》中说："久痹不去身者，视其血络，尽出其血"；《灵枢·癫狂病第二十二》中说："脉癫疾者，暴仆，四肢之脉，皆胀而纵，脉满，尽刺之出血"；等等。

刺脉放血疗法受气候的制约。《素问·离合真邪论篇第二十七》中说："天地温和，则经水安静；天寒地冻，则经水凝泣；天暑地热，则经水沸溢；卒风暴起，则经水波涌而陇起。

夫邪之入于脉也，寒则血凝泣，暑则气淖泽，虚邪因而入客，亦如经水之得风也；经之动脉，其至也亦时陇起。其行于脉中，循循然，其至于寸口中手也，时大时小，大则邪至，小则平，其行无常处，在阴与阳，不可为度，从而察之，三部九候，卒然逢之，早遏其路。吸则内针，无令气忤。静以久留，无令邪布；吸则转针，以得气为故。候呼引针，呼尽乃去，大气皆出，故命曰泻。"

《素问·八正神明论篇第二十六》中说："天温日明，则人血淖液，而卫气浮，故血易写，气易行。天寒日阴，则人血凝（冰本凝作"凝"）泣，而卫气沉也。月始生，则血气始精，卫气始行；月郭满则血气实，肌肉坚；月郭空则肌肉减，经络虚，卫气去，形独居"；"是以天寒无刺，天温无疑；月生无写，月满无补，月郭空无疗（冰本疗作"治"），是谓得时而调之。"据《汉语大字典》，凝，意为止境或岸边；泣通"涩"。

看来关注月亮盈亏的多半是使用农历的医师或居住在沿海的医师。

古人深知宇宙气象变化和人体疾病的发生是有联系的，也是有规律性和周期性的，五运六气理论就是古人对这种规律性和周期性的一种诠释。我们无法知道《黄帝内经太素》在日本散佚的七卷都是什么内容，但王冰把阐述五运六气的七篇大论补入《素问》却是必要的、正确的。

第三章　　五藏理论

第一节　　争鸣的五藏

从《素问》中的记载看，古代的五藏理论有不同的派别，有的以肝为首，有的以心为首，有的以肺为首。

主张以肝为五藏之首的论点见于《素问·阴阳类论篇第七十九》。雷公提出"春、甲乙、青，中主肝"，"臣以其藏最贵"。（春为四季之首，甲乙成一对为天干之首，青为天色。）

主张以心为首的论点见于《素问·灵兰秘典论篇第八》，"心者，君主之官也，神明出焉"。

主张以肺为首的论点散见于以下各篇。《灵枢·九针论第七十八》中说："天者，阳也；五藏之应天者肺。肺者，五藏六府之盖也"；《素问·痿论篇第四十四》中说："肺者，藏之长也，为心之盖也"；《素问·病能论篇第四十六》中也说："肺者，藏之盖也。"

这几种不同的观点也表现在五藏的排列次序上（主要根据《素问》和《灵枢》中的记载）。详情如下：

以肝为首的五藏理论见于《素问》第四、第五、第十九、第二十二、第三十二、第六十七、第六十九、第七十篇。此外还有一些论述散见于其他篇。这一派对五藏的排列顺序严格遵守五行相生的规律，即肝（木），心（火），脾（土），肺（金），肾（水）。

以心为首的五藏理论见于《素问》第十、第十七、第二十三、第六十二、第六十五篇及《灵枢》第四、第三十五、第四十七篇。此外还有一些论述散见于其它篇。这一派对五藏的排列顺序严格遵守五行相克的规律，即心（火），肺（金），肝（木），脾（土），肾（水）。

以肺为首的五藏理论见于《素问》第三十八、第四十二、第四十三、第四十四篇及《灵枢》第一、第二、第十七、第二十、第三十七篇。这一理论对五藏的排列没有固定的顺序，如在《灵枢·痿论篇第四十四》和《灵枢·脉度第十七》为肺（金），心（火），肝（木），脾（土），肾（水）；在《灵枢·五阅五使第三十七》为肺（金），肝（木），脾（土），心（火），肾（水）；在《灵枢·五邪第二十》为肺（金），肝（木），脾胃（土），肾（水），心（火）。此外，这一派在论述内脏病症的时候，也不把数目局限于五个。例如《素问·刺疟篇第三十六》，在陈述完五藏疟之后接着又介绍胃疟；《素问·痹论篇第四十三》在陈述完五藏痹之后接着又介绍肠（太素本肠前有"大"字）痹和胞痹。

古代的五藏理论有一个共同的特点，即它们的辨证与六府无关，而与皮肉筋骨脉关系密切；如肺病有皮肤痛，肾病有骨痿，肝病有筋挛等。以肝为首的《素问·阴阳应象大论篇第五》指出，肝"在体为筋"，心"在体为脉"，脾"在体为肉"，肺"在体为皮毛"，肾"在体为骨"等。可见五藏理论的形成与古老的皮、肉、筋、骨、脉的刺法有关。

在五藏理论中，也可能还有主张以脾或肾为首的医学理论。但或许是由于经文的缺失，我们在现存《内经》中暂时找不到明确的记载。

第二节　五藏与皮肉筋骨脉

我们现在一看到五藏就会想起六府。但在古代，情况并非如此，人们在看到五藏后立即想到的是皮、肉、筋、骨、脉。

《素问·宣明五气篇第二十三》中说："心主脉，肺主皮，肝主筋，脾主肉，肾主骨。"《素问·痿论篇第四十四》中说："肺主身之皮毛，心主身之血脉，肝主身之筋膜，脾主身之脂（冰本脂作'肌'）肉，肾主身之骨髓。"

从以上记载我们可以发现，五藏以肝、心、肺为首的三个学派在五藏与人体皮肉筋骨脉相关的问题上，意见基本上是一致的，只是以肺为首的一派其五藏涉及的对象比前两者更宽泛一些。《素问·六节藏象论篇第九》实际上也表达了比较宽泛的观点。它指出心的"充"在血脉，肺的"华"在皮毛，肾的"充"在骨，肝的"充"在筋，脾和其他五府的"充"在肌。

在《素问·四时刺逆从论篇第六十四》的六经理论中，也有下列的提法："少阴有余，病皮痹"，"病肺痹"；"太阴

有余，病肉痹寒中"，"病脾痹"；"阳明有余，病脉痹"，"病
心痹"；"太阳有余，病骨痹身重"，"病肾痹"；"少阳有余，
病筋痹胁满"，"病肝痹"。

在采用配对经脉治疗五藏疾病的《素问》第二十二、第
三十二、第七十篇中，我们仍能看到五藏与皮肉筋骨脉的关
联。不过在《素问·五藏生成篇第十》的五藏病和《黄帝内
经》其它一些论篇中，我们却没有看到这种迹象。也许这是
因为后来的医家对五藏辨证有了进一步的、高级的认识和发
展，也很可能这些论篇是采用药物疗法的医学派别的理论，
因为用药治病是不需要刺皮肉筋骨脉的。

第三节　藏与府在功能和地位上的差异

《素问·五藏别论篇第十一》中说："所谓五藏者，藏精
气而不写也，故满而不能实；六府者，传化物而不藏，故实
而不能满也"。《灵枢·本藏第四十七》进一步指出，"五藏
者，所以藏精神血气魂魄者也。六府者，所以化水谷而行津
液者也"；"五藏者，所以参天地，副阴阳而连四时，化五节
者也"。据《康熙字典》，副，助也。据《中国医学大辞典》，
五节，五行也。

显然，在五藏论者看来，生命活动的最高调控中枢在五
藏，而不在其它部位，六府只起后勤辅助作用。所以，五藏
的小大、高下、坚脆、端正、偏倾直接与发病因素有关；六
府的小大、长短、厚薄、结直、缓急则只能通过五藏影响皮、
脉、肉、爪、毫毛。其中与内脏有关的仅有与脾相关的胃。

由于脾应肉，所以胃有厚、薄、不坚及胃下、胃缓、胃急、胃结等异常情况出现。

下面我们引证《灵枢·本藏第四十七》中五藏情况异常所引起的疾病。

"心小则安，邪弗能伤，易伤以忧；心大则忧不能伤，易伤于邪；心高则满于肺，中悗而善忘（史本作'满于肺中，悗而善忘'），心下则藏外，易伤于寒，易恐以言；心坚则藏安守，心脆则喜（史本作'善'）病消瘅热中；心端正则和利难伤，心偏倾，操持不一，无守司也。"

"肺小则少饮，不病喘喝；肺大则（史本接'多饮'）喜病胸痹喉痹逆气；肺高则上气，肩息欲（史本无'欲'）咳；肺下则居贲迫肝（史本肝作'肺'），善胁下痛；肺坚则不病咳上气，肺脆则善（史本善作'苦'）病消瘅易伤；肺端正则和利难伤，肺偏倾则胸偏痛也。"

"肝小则（藏）安，无胁下之病；肝大则逼胃迫咽，迫咽则喜（史本喜作'苦'）鬲中，且胁下痛；肝高则上支贲切胁急（史本急作'悗'）为息贲；肝下则安（史本安作'逼'）胃，胁下空，（胁下）空则易受邪；肝坚则藏安难伤也；肝脆则喜（善）病消瘅易伤也；肝端正则和利难伤，肝偏倾则胁下偏（史本无'偏'）痛也。"

"脾小则（藏）安，（安）难伤于邪也，脾大则善（苦）凑䏚而痛，不能疾行；（脾）高则䏚引季胁而痛，脾下则下加于大肠，（下）加于大肠则藏外（史本无'外'）善（苦）受邪；脾坚则藏安难伤也，脾脆则喜（善）病消瘅易伤也；脾端正则和利难伤也，脾偏倾则喜瘕（史本二字作'善满'）喜（善）胀。"

"肾小则（藏）安难伤也，肾大则喜（善）病腰痛，不可以俛仰，易伤以邪也；肾高则善（苦）背膂痛，不可以俛仰，肾下则腰尻痛，不可以俛仰，为狐疝；肾坚则不病腰背痛，肾脆则喜（善）病消瘅（史本接'易伤'）；肾端正则和利难伤也，肾偏倾则喜（苦）腰尻偏（史本无'偏'）痛也。"

根据以上论述可知《灵枢·本藏第四十七》主要表明以下两点：

1. 五藏不仅"藏精神血气魂魄"，而且"参天地，副阴阳，连四时，化五行"；所以它们在人的生命和疾病中具有并起到决定作用。这时六府的病证还没有独立，而是依附在藏病内。

2. 《灵枢·本藏第四十七》中所载五藏本身的缺点或特点与其所生疾病的关系看来有臆测的成分。然而古代医生若不曾在尸体解剖中亲眼见到五藏的这些特点，并把这些特点与临床所见的病证记录联系起来，恐怕也不会写出许多这样的论断。

第四节　五藏病症

《黄帝内经》中有关五藏病症的论述散见于各篇。系统的、集中的五藏病症论述则见于《灵枢·邪气藏府病形第四》

的"五藏之病变"和《素问·至真要大论篇第七十四》中的"病本于藏"。

在"五藏之病变"后，紧接着是如下的经文："黄帝曰：病之六变者，刺之奈何？岐伯答曰：诸急者多寒；缓者多热；大者多气少血；小者气血皆少；滑者阳气盛，微有热；涩者多血少气，微有寒。是故刺急者，深内而久留之；刺缓者，浅内而疾发针，以去其热；刺大者，微泻其气，无出其血；刺滑者，疾发针而浅内之，以泻其阳气而去其热；刺涩者，必中其脉，随其逆顺而久留之，必先按而循之，已发针，疾按其痏，无令其血出，以和其脉；诸小者，阴阳形气俱不足，勿取以针，而调以甘药也"。

根据以上记载可知，"五藏之病变"基本上是刺脉治病的理论。

《素问·至真要大论篇第七十四》是在五运六气学说指导下运用药物治疗五藏病症的专论。它提到了人迎寸口诊法，也提到了药物的"质同而异等"，"气味有薄厚，性用有躁静，治保有多少，力化有浅深"。关于药物的种类则区分为辛、甘、咸、苦、酸、淡、寒、冷、温、热等，其配伍使用则随五运六气和病情的变化而调整。例如其中提到："诸气在泉，风淫于内，治以辛凉，佐以苦，以甘缓之，以辛散之；热淫于内，治以咸寒，佐以甘苦，以酸收之，以苦发之；湿淫于内，治以苦热，佐以酸淡，以苦燥之，以淡泄之；火淫于内，治以咸冷，佐以苦辛，以酸收之，以苦发之；燥淫于内，治以苦温，佐以甘辛，以苦下之；寒淫于内，治以甘热，佐以苦辛，以咸写之，以辛润之，以苦坚之"，等等。

请注意，在五运六气学说中，厥阴代表风木，少阴代表君火，太阴代表湿土，少阳代表相火，阳明代表燥金，太阳代表寒水。

众所周知，中医临证著名的病机十九条就是记录在这一篇中的。可见《素问·至真要大论篇第七十四》中的五藏辨证是根据临床用药的经验总结出来的。

现在把"五藏之病变"引证如下，以便我们了解古代刺灸疗法的五藏理论的特点。至于《素问·至真要大论篇第七十四》中药物疗法的五藏理论将在"十二经脉"的讨论中介绍。

（一）心藏

"心脉急甚者为瘈（史本瘈后有"疭"），微急为心痛引背，食不下；缓甚为狂，笑，微缓为伏梁在心下，上下（史本下后有"行"）时唾血；大甚为喉吤，微大为心痹引背，善泪出；小甚为善哕，微小为消瘅；滑甚为善渴，微滑为心疝引脐，少（史本作"小"）腹鸣；涩甚为瘖，微涩为血溢，维厥，耳鸣，癫（史本作"颠"）疾。"

瘈：据《康熙字典》，瘈即瘈疭；吤指喉中哽塞所出声；痹通"瘖"，病也；小通"少"，"少"可解为"小"。

伏梁：见《灵枢·经筋第十三》手少阴之筋的注解。

消瘅：据《中国医学大辞典》，消瘅即消渴。

维厥：《中国医学大辞典》认为是"阳维阴维之脉上

逆"。但《古今图书集成医部全录·医经注释》张志聪注："维，四维也。心为阳中之太阳，阳气少故手足厥冷也。"《类经》张景岳注："维厥者，四维厥逆也，以四支为诸阳之本。"

颠：据《康熙字典》，为头顶，也通"巅"、"癫"。

（二）肺藏

"肺脉急（史本急后有"甚"）为癫疾，微急为肺寒热，怠惰，咳唾血，引腰背胸，若鼻息肉不通；缓甚为多汗，微缓为痿漏（史本漏作"痿偏"）风，头以下汗出不可止；大甚为胫肿；微大为肺痹，引胸背，起恶日（史本日后有"光"）；小甚为洩，微小为消瘅；滑甚为息贲上气，微滑为上下出血；涩甚为呕血，微涩为鼠瘘，在颈支腋之间，下不胜其上，其能（史本能作"应"）喜酸（史本酸作"酸矣"）。"

据《康熙字典》，若可解为"及"，"与"；漏指人体液流出不止的疾病。

息贲：见《灵枢·经筋第十三》手太阴之筋注。

胫肿：《素问·平人气象论篇第十八》中说："足胫肿曰水。"《素问·经脉别论篇第二十一》中说："饮入于胃，游溢精气，上输于脾，脾气散精，上归于肺，通调水道，下输膀胱。"这些经文表明肺在水液代谢中的作用不亚于肾。

（三）肝藏

"肝脉急甚（史本甚后有"者"）为恶言，微急为肥气在胁下若覆杯；缓甚为喜（史本喜作"善"）呕，微缓为水瘕痹也；大甚为内痈，善呕衄，微大为肝痹阴缩，咳引少（史本少作"小"）腹；小甚为多饮，微小为消瘅；滑甚为颓（史本颓作"癀"）疝，微滑为遗溺；涩甚为溢饮，微涩为瘈挛筋（史本筋后有"痹"）。"

恶言：据《说文解字》："恶，过也"；《汉语大字典》：坏，诋毁，凶猛。"言"，据《说文解字》，"直言也"；《汉语大字典》，口语。肝与语言有关并非偶然。《素问·刺热篇第三十二》"肝热病者"有"狂言及惊"；《素问·厥论篇第四十五》"厥阴厥逆"有"谵言"；《素问·刺腰痛论篇第四十一》的厥阴腰痛有"其病则令人（太素本接"善"言）；默默然不慧"。默，据《汉语大字典》为"犬不吠而逐人"。又《灵枢·杂病第二十六》中说："怒而多言，刺足少阳。"此外，《内经》中还提到："阳明终者"，"妄言"；"病在肾，骂詈妄行"。在《素问·至真要大论篇第七十四》中，"谵妄"见于"少阳之胜"和"少阴之复"。

肥气：《中国医学大辞典》引《难经》，"肝之积，在左胁下，如覆杯，有头足，久不愈，令人发咳逆痎疟"。据《汉语大字典》，痎同"痎"；《说文解字》认为是"二日一发疟"；《金匮翼》中称"痎疟者，老疟也，三日一发"。

水瘕痹：《中国医学大辞典》解为水积而闭塞不通之病。

溢饮：《素问·脉要精微论篇第十七》中说："溢饮者，渴暴多饮，而易入肌皮肠胃之外也。"

颓：据《汉语大字典》，下墜也，也作"隤"。

癀同"癀"；据《汉语大字典》，癀，阴部病。

癀疝：《中国医学大辞典》称，其病证为"少腹控卵，肿急绞痛，甚则阴囊肿大，如斗，如栲栳，或顽癀不仁"。据

《汉语大字典》，栲栳为用柳条或竹篾编成的圆形盛物器具。

（四）脾藏

"脾脉急甚为瘛疭；微急为膈中，食饮入而还出，后沃沫；缓甚为痿厥；微缓为风痿，四支不用，心慧然若无病；大甚为击仆；微大为疝气，腹里大脓血，在肠胃之外；小甚为寒热；微小为消瘅；滑甚为㿉癃（史本写作"癃㿉"）；微滑为虫毒蛕蝎，腹热；涩甚为肠㿉；微涩为内溃（史本溃作"㿉"），多下脓血。"

痿厥：据《中国医学大辞典》，为痿病与厥病杂合之症。

风痿：《素问·风论篇第四十二》中说："脾风之状，多汗恶风，身体怠惰，四支不欲动。"

击仆：据《中国医学大辞典》，指骤然昏仆，如被击；即卒中风。

肠㿉：据《中国医学大辞典》，肠㿉即小肠气；内㿉即肠㿉。

蛕蝎：据《汉语大字典》，蛕同"蛔"；蝎为木中蛀虫。

内溃：显然有别于"内㿉"，乃内脏之溃。据《汉语大字典》，溃可解为漏或肌肉腐烂。

（五）肾脏

"肾脉急甚为骨癫疾；微急为沉厥（史本接"奔豚"），足不收，不得前后；缓甚为折脊；微缓为洞，洞者食不化，下嗌还出；大甚为阴痿；微大为石水，起脐以（史本以作"已"）下至少腹垂垂然，上至胃管（史本管作"腕"），死不治；小甚为洞泄；微小为消瘅；滑甚为癫疝；微滑为骨痿，坐不能起，起（史本起后有"则"）目无（史本无作"母"，为"毋"之讹，同"无"）所见，涩甚为大痈，微涩为不月，沉痔。"

沉厥：据《汉语大字典》，沉可解为深或久，太素本注："沉厥之病，足脚沉重，逆冷不收。"

折脊：据《中国医学大辞典》，指脊骨酸痛如折，不能举。

洞泄（泄）：据《中国医学大辞典》，泄泻过甚，空洞无物也。

石水：《中国医学大辞典》按语："此证由于肾脏不能排泄，水分积于少腹所致。"

结语

1. 五藏都有与脑髓相关的病证，如心藏、脾藏有"瘈疭"，肺藏、肾藏有"癫疾"，肝藏有"瘛"和"恶言"。

2. 心藏有"心痛"。据《素问·举痛论篇第三十九》，寒气"客于脉中则气不通，故卒然而痛"。所以此证提示脉病。又"血溢"提示血病。"善噫"表明这时心与胃还在混淆。

3. 肺藏有"多汗"，"头以下汗出不可止"，提示肺与皮的关联。

4. 肝藏有"瘛挛筋"，提示肝与筋的关联。

5. 脾藏有"痿厥"、"风痿"和"四支不用"，提示脾与肉的关联。

6. 肾藏有"骨痿"和"目无所见"，提示肾与骨和脑髓与目的关联。

7. 所有五藏脉的"微小"，都表现为"消瘅"。这与《灵枢·本藏第四十七》中所载全部五藏的"脆"都容易发生消瘅是一致的。据《汉语大字典》，消又作"痟"，糖尿病；瘅通疸，黄疸病。

8. 肝与肾的病证有不少类似之处。例如肝有"阴缩"，肾有"阴痿"；肝有"溢饮"，肾有"石水"；肝有"水瘕痹"、"遗溺"，肾有"不得前"和"癃"；肝有"癩疝"，肾有"癀"。这些类似的病证表明在古代肝藏和肾藏有着特殊的关系或关联。

9. 脾藏也有"癀"和"癃"，还有"击仆"和"疝气"。所以这里的脾的作用不亚于肝和肾。（在此后的讨论中可知脾的地位经历过翻天覆地的变化。）

10. 五藏中都有胃肠症状出现。心病有"食不下"，"善噫"，"小腹鸣"；肺病有"泄"，"呕血"；肝病有"善呕"；脾病有"鬲中，食饮入而还出"；肾病有"洞者，食不化"，"不得后"，"洞泄"。可见胃肠病证这时并未独立存在，而是附属在五藏病证之内。

第五节　脾藏地位的变化

按照《素问·四气调神大论篇第二》中的说法，"逆春气则少阳不生，肝气内变；逆夏气则太阳不长，心气内洞；逆秋气则太阴不收，肺气焦漏（《黄帝内经素问译释》漏作"满"）；逆冬气则少阴不藏，肾气浊（《黄帝内经素问译释》

浊作"独")沉"。在这里春夏秋冬分别与肝、心、肺、肾四藏相应，没有提到脾。

在《素问·六节藏象论篇第九》中有这样的记载："心者，生之本，神之变"，"为阳中之太阳，通于夏气"。"肺者，气之本，魄之处也"，"为阳中之太阴，通于秋气"。"肾者，主蛰，封藏之本，精之处也"，"为阴中之少阴，通于冬气"。"肝者，罢极之本，魂之居也"，"为阴中之少阳，通于春气"。"脾、胃、大肠、小肠、三焦、膀胱者，仓廪之本，营之居也，名曰器，能化糟粕，转味而入出者也"，"其充在肌，其味甘，其色黄，此至阴之类，通于土气"。

从以上经文可以看出，在五藏中，心、肺、肾、肝的地位高于脾和其它脏器，它们与正规的四经和四季相通，保有着人体最精粹的物质和精神。这时的脾还和五府一样处于低下的地位，没有进入正经，被称为"至阴之类"；也没有季节相应，只参加储存营养和消化食物的后勤补给作用。可见这时真正的藏只有四个，脾还没有上升到藏的地位。藏府名称本来是加在经脉名称的前面的。

不过《素问·金匮真言论篇第四》中指出，"东风生于春，病在肝，俞在颈项；南风生于夏，病在心，俞在胸胁；西风生于秋，病在肺，俞在肩背；北风生于冬，病在肾，俞在腰股；中央为土，病在脾，俞在脊"。有了中央这个东南西北以外的第五个方位，脾才有了自己的位置。

到了《素问·宣明五气篇第二十三》，脾已经和其它四藏平等了。经文说："心藏神，肺藏魄，肝藏魂，脾藏意，肾藏志，是谓五藏所藏"；"心主脉，肺主皮，肝主筋，脾主肉，肾主骨，是谓五主"。

我们在"五藏之病变"中见到的就是与其它四藏平等并列的脾了。

从脾藏地位的变化我们可以看出古代医学理论的演变。最引人注目的是《素问·玉机真藏论篇第十九》中关于脾病的论述："太过则令人四支不举，其不及则令人九窍不通，名曰重强"。

"四支不举"一证容易理解，因为脾主肉。"九窍"通常指耳目鼻口七窍和前后阴。至于"重强"则有不同的理解。《中国医学大辞典》说它指的是胃气过强（这实际上是引用了注家张志聪的观点）；《古今图书集成医部全录·医经注释》引王冰注，"重谓藏气重叠，强谓气不和顺"。这些解释比较晦涩牵强，而太素本中的注解比较合理，即脾虚受病"不行气于身故身重而强也，巨两反"。强的巨两反读僵。据《汉语大字典》，强同僵硬。

所以这里的脾病远远超越了通常所说的脾胃病的范畴，而是一种包括头脑在内的全身性的严重病证。我们这样讲，其推测的理由是"四支不举"表明四肢不受意志的支配，而根据"肾藏志，脾藏意"的理论，这样的病情是与脑中的意志有关的。

在《素问·玉机真藏论篇第十九》中，肝藏的病症已经涉及到头脑，"太过则令人善忘，忽忽眩冒而巅（《黄帝内经素问译释》巅作'巅'）疾"（据《汉语大字典》，忽为恍惚之意）。紧随其后的心、肺、肾三藏的病症均未涉及头脑。因此位处五藏之末的脾再次出现头脑病症，而且其严重程度超过了肝藏，这一情况不能不引起我们特别的注意。

分析起来，《素问·玉机真藏论篇第十九》中五藏的地位并不平等。肝、心、肺、肾分属于春、夏、秋、冬四季，而脾属土。结合前面提到的经文，我们又知道肝心肺肾分属于东南西北，而脾居中央；"中央为土，病在脾，俞在脊"。可见脾在五藏中的身份与其它四藏不同。

由于脾和脑髓有关，我们就可以理解为什么《黄帝内经》中会出现下列记载。

一般说来，足太阴是不上头的。但是《灵枢·厥病第二十四》中说："厥头痛，意善忘，按之不得，取头面左右动脉，后取足太阴。"所以在古代足太阴与头是有联系的。

一般认为腰痛与肾或太阳经有关。《素问·刺腰痛篇第四十一》专门介绍了治疗腰痛的各种刺法。它在开篇的总纲中介绍了足三阳和足少阴、足厥阴腰痛的特点和治法，惟独缺了足太阴。但在篇后提到"腰痛上热，刺足太阴"（这是冰本的记载。在太素本和史本中，"足太阴"做"足厥阴"）。

不过《素问·缪刺论篇第六十三》明确写道，"邪客于足太阴之络，令人腰痛，引少腹控䏚，不可以仰息，刺腰尻之解，两胂之上是腰俞，以月死生为痏数"。据《汉语大字典》，胂指夹脊肉。又《素问·刺热篇第三十二》中说，脾热病者"热争则腰痛不用（冰本不用作'不可用俛仰'）"。这些记载难道是偶然出现的吗？

《灵枢·本藏第四十七》中说："脾偏倾则喜瘛。"（太素本）在《素问·藏气法时论篇第二十二》中，脾病者的病证中有"善瘛，脚下痛"的记载。这里的"瘛"与《灵枢·邪气藏府病形第四》中"脾脉急甚为瘛疭"的说法一致；"脚下痛"则为肾证，因为涌泉在足心。

我们在《素问·奇病论篇第四十七》中甚至还看到太阴与膀胱证有关的记载："有癃者，一日数十溲，此不足也；身热如炭，颈膺如格，人迎躁盛，喘息，气逆，此有余也。太阴脉微细如发者，此不足也。其病安在，名为何病？对曰：病在太阴；其盛在胃，颇在肺，病名曰厥"。据《汉语大字典》，颇，偏也。

看来"中央为土，病在脾，俞在脊"是非常重要的论断。后来的事实证明，全部五藏的俞穴都在脊背。

第六节　以肺为首的五藏理论

如前所述，以肝为首者认为肝最贵，以心为首者把心比喻为君主之官。这两个五藏论学派都带有深刻的等级社会尊卑、贵贱观念的烙印，而且严格遵守五行生克的规律。以肺为首的五藏理论则有所不同，其论点建立在自然现象和客观规律的立场上。肺之所以成为五藏之长，一是它与天之阳气相通，二是它的解剖位置高于其它脏器，甚至在心脏之上。另外，它对五行学说也持开放的态度，给当时古板的医学带来一股新鲜空气。

很可能是由于以肺为首的五藏理论具有以上特点，才能以平等的态度对待六府。于是我们在《黄帝内经》中看到了藏与府"相合"的记载和藏病传府的记载。下列两项记载都是从肺开始的。

《灵枢·本输第二》中说："肺合大肠，大肠者，传道之府；心合小肠，小肠者，受盛之府；肝合胆，胆者，中精之府；脾合胃，胃者，五谷之府；肾合膀胱，膀胱者，津液之府也。少阴（史本阴作"阳"）属肾，肾上连肺，故将两藏。三焦者，中渎之府也，水道出焉，属膀胱，是孤之府也，是六府之所与合者。"

类似论点又出现于《灵枢·本藏第四十七》。只不过在这里三焦不是孤之府，而是和膀胱一起与肾相合。经文如下：

"肺合大肠，大肠者，皮其应；心合小肠，小肠者，脉其应；肝合胆，胆者，筋其应；脾合胃，胃者，肉其应；肾合三焦、膀胱，三焦、膀胱者，腠理毫毛其应。"

除了藏与府的相合，我们在《素问·咳论篇第三十八》中还看到了这样的记载：

"五藏之久咳，乃移于六府。脾咳不已，则胃受之；胃咳之状，咳而呕，呕甚则长虫出。肝咳不已，则胆受之；胆咳之状，咳呕胆汁。肺咳不已，则大肠受之；大肠咳状，咳而遗矢。心咳不已，则小肠受之；小肠咳状，咳而失气，气与咳俱失。肾咳不已，则膀胱受之，膀胱咳状，咳而遗溺。久咳不已，则三焦受之；三焦咳状，咳而腹满，不欲食饮，此皆聚于胃，关于肺。"（注：这里的"三焦"不像《灵枢·本输第二》中所说的"三焦"。《灵枢·本输第二》中指的是

"中渎之府，水道出焉"。而这里是《灵枢·营卫生会第十八》中所说的上、中、下三焦。）

根据此处的记载，六府能够接受相应五藏的久咳，而且与咳一起同时表现各自特有的症状。这种情况表明六府确实与五藏没有高下、尊卑之分。

看来以肺为首的五藏理论不但不受五行学说和传统等级观念的影响，而且还尊重医学科学的发展。这些特点估计也是它能够与六经理论结合的基础。上文中的六府症状朴素而符合实际。

为了深入了解以肺为首的五藏理论，现把《黄帝内经》中的有关记载整理如下，以供参考。

1. 《灵枢·五阅五使第三十七》："鼻者，肺之官也；目者，肝之官也；口唇者，脾之官也；舌者，心之官也；耳者，肾之官也。"

2. 《素问·痿论篇第四十四》："肺主身之皮毛，心主身之血脉，肝主身之筋膜，脾主身之脂（冰本脂作"肌"）肉，肾主身之骨髓。故肺热叶焦，则皮毛肤（冰本肤作"虚"）弱急薄，著则生痿躄也。心气热，则下脉厥而上，上则下脉虚，虚则生脉痿，枢折挈胫纵而不任地也。肝气热，则胆泄口苦，筋膜干，筋膜干则急（冰本急前有"筋"）而挛，发为筋痿。脾气热，则胃干而渴，肌肉不仁，发为肉痿。肾气热，则腰脊不举，骨枯而髓减，发为骨痿。"

据《黄帝内经素问译释》，"枢折挈"是关节不能随意举动；"胫纵"是足胫弛纵。

3. 《素问·咳论篇第三十八》："肺咳之状，咳而喘息有音，甚则唾血。心咳之状，咳则心痛，喉中介介如梗状，甚则咽肿喉痹。肝咳之状，咳则两胁下痛，甚则不可以转，转则两胠下满。脾咳之状，咳则右胁下痛，引肩背（冰本肩背前有"阴阳"），甚则不可以动，动则咳剧，肾咳之状，咳则腰背相引而痛，甚则咳涎。"

4. 《素问·风论篇第四十二》："肺风之状，多汗恶风，色皏然白，时咳短气，昼日则差，暮则甚，诊在眉上，其色白。""心风之状，多汗恶风，焦绝，喜（冰本作"善"）怒赫者（冰本赫者作"吓"），赤色，痛（冰本作"病"）甚则（冰本接"言"）不可快，诊在口，其色赤。""肝风之状，多汗恶风，喜（冰本作"善"）悲，色微苍，嗌干喜（冰本作"善"）怒，时憎女子，诊在目下，其色青。""脾风之状，多汗恶风，身体怠惰，四支不欲动，色薄微黄，不嗜食，诊在鼻上，其色黄。""肾风之状，多汗恶风，面痝然浮肿，腰（冰本无"腰"）脊痛不能正立，其色炲，隐曲不利，诊在颐（冰本颐作"肌"）上，其色黑。"

5. 《素问·痹论篇第四十三》："肺痹者，烦则（冰本无"则"）满喘而呕；心痹者不通（冰本不通前有"脉"），烦则下（冰本下前有"心"）鼓，暴上气而喘，嗌干善噫，厥气上则恐；肝痹者夜卧则惊，多饮数小便，上为引如怀（太素如怀作"演坏"）；肾痹者善胀，尻以伐（冰本伐作"代"）踵，脊以伐（冰本伐作"代"）项（冰本项作"头"）；脾痹者四支解堕，发咳呕汁，上为大塞（太素本塞作"寒"）。"据《汉语大字典》，伐可做敲击或除去解。代为替换之意。

6.《灵枢·五邪第二十》："邪在肺则病皮肤痛，寒热，上气喘，汗出，咳动肩背，取之膺中外腧，背三节五藏之傍，以手疾按之，快然乃刺之，取之缺盆中以越之。"

"邪在肝则两胁中痛，寒中，恶血在内，行善掣节，时脚肿，取之行间以引胁下，补三里以温胃中，取血脉以散恶血，取耳间青脉以去其掣。"

"邪在脾胃则病肌肉痛，阳气有余，阴气不足则热中善饥；阳气不足，阴气有余则寒中，肠鸣腹痛；阴阳俱有余，若俱不足，则有寒有热，皆调于三里。"

"邪在肾则病骨痛、阴痹，阴痹者按之而不得，腹胀、腰痛，大便难，肩背颈项痛，时眩，取之涌泉、昆仑，视有血者尽取之。"

"邪在心则病心痛，喜悲，时眩仆，视有余不足而调之其输也。"

这里"邪在肾"中的"阴痹"与逆从六经厥阴的"阴痹"是否相同，不得而知；但这里它是肾病，不是厥阴病。"按之而不得"的"按"推测是指按脉的按；据《汉语大字典》，"得"除得到外，还可解为控制或相遇。

根据上述记载可以得出以下结论：

1. 在五官中，以肺为首的理论突出了鼻的作用。

2. 以肺为首的五藏理论也提出了五藏与皮肉筋骨脉的相应，但是在表达上更为细致、具体。在此基础上衍化出来的病情也朴实易懂。

3. 在这种理论中，肾病的"腰脊不举"，"腰脊痛不能正立"，"腰痛、肩背颈项痛"和"时眩"，使我们想起太阳与目的关联。

4. 在《素问·痹论篇第四十三》中，肝痹者，而不是肾痹者，与小便有关，给人以深刻印象。

第七节　六府、六府脉与手足六阳经

在体腔的脏器中，六府只有"化水谷而行津液"的功能，与"参天地、副阴阳而连四时、化五节"、"藏精神血气魂魄"的五藏在生理和病机中的作用无法相比；但是六府也会生病，也是有病证表现的。

《素问·宣明五气篇第二十三》："胃为气逆，为哕，（冰本接"为恐"）；大肠、小肠为泄；下焦溢为水；膀胱不利为癃，不约为遗溺；胆为怒。"

《素问·气厥论篇第三十七》："水气客大肠，疾行则鸣濯濯"，"胞移热于膀胱，则癃、溺血；膀胱移热于小肠，鬲肠不便，上为口糜。小肠移热于大肠，为密疝（冰本二字作"虙瘕"），为沉。大肠移热于胃，善食而瘦，又谓（太素作"入胃"，误）之食亦。胃移热于胆，亦名食亦。"

《灵枢·胀论第三十五》："六府胀。胃胀者，腹满，胃脘痛，鼻闻焦臭，妨于食，大便难。大肠胀者，肠鸣而痛濯濯，冬日重感于寒，则飧泄不化。小肠胀者，少腹䐜胀，引腰而痛。膀胱胀者，少腹满而气癃。三焦胀者，气满于皮肤中，轻轻然而不坚。胆胀者，胁下痛胀，口中苦，善太息。"

在远古刺脉治病的时代，由于五藏在病机中起决定作用，所以五藏脉的脉诊极为重要；《黄帝内经》中关于五藏脉的记载也随处可见。相比之下，《黄帝内经》中除胃脉外，其它府脉的记载非常稀少。我们只在《素问·大奇论篇第四十八》中见到"脉至如横格，是胆气予不足也"，"脉至如丸滑不直手，不直手者，按之不可得也，是大肠气予不足也"，"脉至如华者，令人善恐，不欲坐卧，行立常听，是小肠气予不足也"。

然而我们在《灵枢·本输第二》中发现了有关六府六输（即腧）的记载。这里的六府名称后面虽然没有"脉"字，可是六输的井、荥、输、原、经、合已经表明它们都在脉上。于是我们可以设想，六府脉的出现可能与穴位或刺穴疗法的出现有关。这种设想是否符合实际，有《黄帝内经》中的下述记载可供参考。

一、六府病的治法是刺穴合并刺脉

《灵枢·邪气藏府病形第四》和《灵枢·四时气第十九》中系统介绍了六府病证的治疗。其治法以刺穴或主要采用刺穴为特点。

《灵枢·邪气藏府病形第四》："大肠病者，肠中切痛而鸣濯濯，冬日重感于寒即泄，当脐而痛，不能久立，与胃同候，取巨虚上廉。""胃病者，腹䐜胀，胃脘当心而痛，上交（史本交作"肢"，二字均为"支"之误）两胁，鬲咽不通，饮食不下，取之三里。""小肠病者，少腹痛，腰脊控尻（史本尻作“睾”）而痛，时窘之后，当耳前热，若寒甚，若独眉（史本眉作“肩”）上热甚，及手小指次指之间热，若脉陷者，此其候手太阳也，取巨虚下廉。”“三焦病者，腹气满，少腹尤坚，不得小便，窘急，溢则为水，留则为胀，候在足太阳之外大络，（大）络在太阳、少阳之间，亦见于脉，取之委阳。”“膀胱病者，少腹偏（注，偏通“徧”）肿而痛，以手按之即欲小便而不得，肩上热，若脉陷及足小指外侧（史本侧作“廉”），及胫踝后皆热，若脉陷，取之委中央。”“胆病者，善太息，口苦，呕宿汁，心下澹澹，恐如人将捕之，嗌中吤吤然，数唾，候（史本无“候”）在足少阳之本末，亦视其脉之下陷者灸之，其寒热也（史本也作“者”），取之阳陵泉。”

《灵枢·四时气第十九》：“腹中常鸣，气上冲胸，喘不能久立，邪在大肠，刺贲（史本贲作“肓”）之原、巨虚上廉、三里。”据《中华大字典》，贲即鬲或膈；肓指心上鬲下。

这段经文告诉我们，大肠病可以牵涉到肺，而其治疗方法是刺不同的穴位。这项记载提示了肺与大肠相关。

“少（或小）腹控睾引腰脊，上冲心，邪在小肠者，连睾系，属于脊，贯肝肺，络心系，气盛则厥逆，上冲肠胃，动（史本作“燻”）肝，散于肓，结于脐；故取之肓原以散之，刺太阴以予之，取厥阴以下（之），取巨虚下廉以去之，按其所过之经以调之。”

“善呕，呕有苦，长太息，心中憺憺（太素本作“济济”），恐人将捕之，邪在胆，逆在胃，胆液泄则口苦，胃气逆则呕苦，故曰呕胆，取三里以下。胃气逆则刺少阳血络以闭胆逆（太素本逆作"部"），调其虚实，以去其邪。饮食不下，鬲塞不通，邪在胃脘。在上脘则刺抑而下之，在下脘则散而去之。"

"小腹痛肿，不得小便，邪在三焦约，取之足（史本无"足"）太阳大络，视其络脉与厥阴小络结而血者，肿上及胃脘，取三里。"

根据我们在前面做出的推测，金属针具的出现晚于砭石，也即刺穴疗法的出现晚于刺脉，可知六府病证的成型应该远远落后于五藏。换句话说，在刺脉治病的远古时代还谈不上独立的、正规的六府病证。

二、《黄帝内经》中的六府脉看来都是穴位连线

根据《灵枢·本输第二》的记载，我们有理由相信六府脉的穴位连线即手足六阳经。我们在《素问·气府论篇第五十九》中见到了从头到手足末端的脉气所发若干穴位的手足六条阳经；在《灵枢·根结第五》中我们又见到了六条从手足末端上行的阳经，它们也是穴位连线。

参照上述的各种情况，我们可以明确以下两点：首先，在古老的刺脉治病时代，五藏脉是脉诊对象，也是施治对象。这时的六府还不成熟，限于它们功能和地位的低下，即便有了府脉的名称，也难以进入公认的辨证论治的领域。

其次，在古老的刺脉治病时代，相应于六府的手足六阳经只是与六条藏脉相表里的脉。到了刺穴治病的时候，六府

开始成熟，但这时的手足六阳已经变成穴位连线；它们已不再严格地分属于原来名称上相应的府。如《灵枢·本输第二》中就说："大肠、小肠皆属于胃，是足阳明也。"

时代变了，刺法变了，六府的地位在改变，经脉的理论和内容也在改变。

第四章 《素问·藏气法时论篇第二十二》对我们的启示

《素问·藏气法时论篇第二十二》的内容分前后两部。前者介绍了在五运学说的指导下，用手足十二经阴阳配对（实际只讲了十对）治疗五藏病的方法。后者则介绍了用六经刺脉出血的方法治疗"五藏病者"。我们在这里讨论的对象是后者。

在本书后面讨论肝、肾和厥阴、少阴转化的问题时，我们会提到在这篇经文中，"肝病者"的病证包括了少阴肾的病证。我们在本书前面的"脾藏地位的变化"中，也引证过这篇经文中"脾病者"的"善瘦，脚下痛"。现在我们再集中考虑"肺病者"和"肾病者"的问题。如同我们指出的那样，《内经》中对肺肾之间的关系的强调特别引人注目。

"肺病者，喘咳逆气，肩背痛，汗出，尻阴股膝髀腨胻足皆痛，虚则少气不能报息，耳聋，嗌干。取其经，太阴，足太阳之外厥阴内血者。"《黄帝内经素问译释》注：据甲乙经，厥阴内的"内"字下有"少阴"二字。

笔者考虑，《针灸甲乙经》增加"少阴"两字能够使文义清楚起来。少阴位于下肢的阴侧，说它在"厥阴内"是合理的；但说它在"足太阳之外"就很难想像了，因为足太阳之外仍在下肢的阳侧；足太阳的外侧应该是足少阳。估计"足太阳"可能为"足太阴"之误，"足太阳"的"足"字为后人所加。所以这里"取其经"后的原文应该是"太阴、太阴之外厥阴内血者"。

《素问·水热穴论篇第六十一》"肾俞五十七穴"中提到，"伏菟上各二行行五者，此肾之街也"。据此可知肾之街在股部有两行；很可能一行在股的外侧或足太阳（也即少阳）之外，一行在厥阴内；它们都属于少阴。这样解释或许也能符合经文的本义。然而这里讲的是六经刺脉出血，不是《素问·藏气法时论篇第二十二》的前一部分的手足十二经阴阳配对的治法。

对于肺证，这里取的是太阴，不是手太阴。《灵枢·热病篇二十三》中说："气满胸中，息喘（史本作"喘息"），取足太阴大指之端，去端（史本端作"爪甲"）如韭（史本作"薤"）叶。"所以，足太阴是可以治肺证的。

"少气不能报息"："少气"是肾证。《素问·玉机真藏论篇第十九》中说："秋脉不及，则令人喘，呼吸少气而咳"；其中的"少气"显然是肾证。《灵枢·癫狂病第二十二》中说，"少气"，"补足少阴"，也证明了这一点。

根据《灵枢·刺节真邪第七十五》的记载，"其咳上气，穷诎胸痛者"，"取之廉泉也"，可知刺少阴是可以治肺证的。（注：一般认为"廉泉"是穴位。据《辞海》称，其位置在舌根下部正中处。据《素问·刺疟篇第三十六》，"不已，刺舌下两脉出血"，可知此廉泉为两条脉，后来才演变为正中的一个穴。）

"耳聋"：《灵枢·五阅五使第三十七》中说："耳者，肾之官也。"

"尻阴股膝髀腨胻足皆痛"："尻阴股膝髀腨胻足"这个词组见于《素问·气交变大论篇第六十九》和《素问·六元正纪大论篇第七十一》。

《素问·气交变大论篇第六十九》"岁金太过，燥气流行"一节中说："喘咳逆气，肩背痛，尻阴股膝髀腨胻足皆病。"

《素问·六元正纪大论篇第七十一》中说："阳明所至为尰，尻阴股膝髀腨胻足病。"

其实，《素问·至真要大论篇第七十四》中也有这个词组，少一"阴"字。原文为"少阴在泉，客胜则腰痛，尻股膝髀腨胻足病"。"少阴在泉，客胜"说的是君火运转到客位处于亢胜状态，后面是在这种状态下火克金引起的病证。（据《汉语大字典》，胻与"骱"同。）

细看这七个连在一起的字，笔者设想可以有两种解读的方案。其一，这里说的是两行穴位；尻阴股膝为一行，髀腨胻足为一行，因为髀不可能排在膝之后。按照《素问·水热穴论篇第六十一》中的说法，肾或少阴在股部有两行，在小腿有一行（踝上各一行行六者，此肾脉之下行也）。尻股膝的一行与下边小腿踝上的一行相接可能就是另外的一行。

其二，这七个字也可能指的只是一行。因为据《汉语大字典》，髀同"髀"，股也；但又引晋·范望注，胫后为髀也。

把髀不解为股而解为胫后，七字就连成一行了。（髀与髌写法非常相似，"髌"又同"髀"。这里解释的不一致是由于《汉语大字典》释义引证的资料有别。）

"肺病者"的病证中有肺证和肾证，其治疗又取太阴、少阴，表明肺肾之间存在着特殊密切的关联。在其它四藏病者的治疗中，所取经脉都是阴阳相配，阴经在前，阳经在后。只有肺病者所取的两条都是阴经。

《素问·气交变大论篇第六十九》中，"岁金太过，燥气流行"发生的"喘咳逆气，肩背痛"显然是肺的病证。那么接下来的"尻阴股膝髀腨胻足皆病"，也是肺证吗？

《素问·六元正纪大论篇第七十一》中说："阳明所至为鼽，尻阴股膝髀腨胻足病。"阳明为燥金。从"鼽"的出现看，后面的"病"应该是肺证。

然而《素问·至真要大论篇第七十四》中的记载"少阴在泉，客胜则腰痛、尻股膝髀腨胻足病"，则表明上述少了一个"阴"字的一串"病"是肾病（腰为肾之府）。

这样一来，"尻股膝髀腨胻（或作胻）足病"可以归入肺证，也可以视为肾证。（我们在膀胱足太阳的所生病中见到了"腰尻腘踹脚皆痛"。这个写法提示了膀胱足太阳中有肾证存在。）

于是在遥远的古代，肺证和肾证之间就有共同的病证；也即肺肾之间存在密切的关联。

"肾病者，腹大胫肿，喘咳身重，寝汗出，憎风；虚则胸中痛，大腹小腹痛，清厥，意不乐，取其经，少阴、太阳血者。"据《中国医学大辞典》,大腹,腹胀也。据《汉语大字典》,清,冷也。

《灵枢·气交变大论篇第六十九》"岁水太过"中有"腹大胫肿,喘咳,寝汗出,憎风";"岁水不及"中有"足痿,清厥,脚下痛,甚则胕肿";"岁土太过"中有"清厥,意不乐,体重烦冤"。

"喘咳","寝汗出,憎风",都是肺证;"腹大胫肿","身重"为水证,清厥为肾证;据"心病者"的经文,"胸中痛"为心证;"意不乐"可能为脾证(脾藏意);"不乐"、"大腹小腹痛"则含义笼统,难以推测与何藏府有关。

"肾病者"再次表明了肾与肺的关联,并提示了肾与心的关联。

在《素问·藏气法时论篇第二十二》中,心病者和肾病者的治疗都取少阴、太阳。这使我们联想到在《素问·五藏生成篇第十》通常称作"五决为纪"的经文中,"甚则入肾"和"病在鬲中"所取的都是少阴、巨阳;不过入肾者取的是"足少阴、巨阳",入鬲中(相当于心)者取的是"手巨阳、少阴";阴经和阳经的前后顺序不同。

通常人们认为肾是和少阴连在一起的。不过《素问·四时刺逆从论篇第六十四》中就已经指出,肾是和太阳联系在一起的。

把"肺病者"和"肾病者"的记载对照起来,就会发现在刺脉出血治病的六经时代,肺和肾的关系就亲密到你中有我,我中有你的地步了。如果我们这样推断,那么既然"肾病者"中有明显的水证，"肺病者"中有没有水证呢？

《素问·气穴论篇第五十八》对气穴的陈述在开始后不久就提出："水俞五十七穴，头上五行行五，五五二十五穴"。五十七减去头上的二十五个，还剩下二十二个穴位。就人体的左右侧而言，每侧应有十一个水俞。

《素问·气穴论篇第五十八》在陈述即将结束的时候又一次提到"水俞在诸分"。据《黄帝内经素问译释》的白话译文，这里说的是"治水之俞在诸经分肉之间"。

推测起来，水俞五十七穴除去头上二十五个以后，剩下的二十二个若分左右两侧，则每侧为十一个。于是笔者设想古人所说"水俞在诸分"大概指的是四肢的手足少阴的五藏六府脉，或者是脉上的俞。

"肺病者"中没有提到水证；但它除了肺证，还有"耳聋"和"喘"，提示着肾证的存在。所以"尻阴股膝髀腨胻足"既与肺有关，又与肾有关。

我们顺便再考虑一下"心病者"。原文如下：

"心病者，胸中痛，胁支满，胁下痛，膺背肩甲间痛，两臂内痛，虚则胸腹大，胁下与腰相引而痛。取其经，少阴，太阳，舌下血者。其变病，刺郄中血者。"

《素问·气交变大论篇第六十九》的"岁火不及，寒迺大行"一节中说："民病胸中痛，胁支满，两胁痛，膺背肩胛间及两臂内痛，郁冒曚昧，心痛暴瘖，胸腹大，胁下与腰背相引而痛，甚则屈不能伸，髋髀如别。"这些病证与《素问·藏气法时论篇第二十二》的"心病者"的症状非常相似。

"郁冒"：据《中国医学大辞典》，指郁闷昏冒。

"曚昧"：据《汉语大字典》，曚指目失明；昧为昏暗之意。

"暴瘖"：《素问·脉要精微论篇第十七》中说："心脉搏坚而长，当病舌卷不能言。"

"心病者"的"与腰相引而痛"表明病情牵涉到肾藏，因为腰为肾之府；"取舌下血者"表明病证与少阴有关，因为少阴脉系舌本；而且据《中国医学大辞典》，舌下为舌下两脉的简称。

"心病者"取太阳的原因我们在后面六经理论中即将讨论。例如在"厥逆六经"中，"太阳厥逆"有"呕血善衄"。由于心主血，所以这是太阳与心相关最早的证据。

在《灵枢·经别第十一》中有这样的记载："足太阳之正"，"循膂当心入散"；"手太阳之正"，"入腋走心"。从手足太阳都与心有关，可知六经中的太阳除了与肺、皮、脑髓和筋，它在古代与血和心也是相关的。

关于"刺郄中血者"，《古今图书集成医部全录·医经注释》引证了马莳对"心病者"的注文。他一上来就把少阴解释为"手少阴心经之脉"，又引证了"手厥阴心包络之脉"；然后又把太阳解为"手太阳小肠之脉"。他在大段注文之后说，"当取手少阴之郄曰阴郄穴者，以出其血也。穴在掌后脉中，去腕半寸，当小指之后，针三分"。

《中国医学大辞典》对"郄中"提出了两种解释，两个解释都说郄中是穴。第一个是"即郄中穴"（一说项上之络郄，腰下之浮郄）。《素问·刺疟篇第三十六》："刺郄中出血。"第二个是"即阴郄穴",并引《素问·藏气法时论篇第二十二》的"刺郄中血者"。

但实际情况是,治疗"五藏病者"采用的不是取手足十二经,而是刺六经出血的方法。行刺法治病而出血表明刺中了脉,不管这血是在看不见的皮下,还是在看得见的皮外。但《灵枢·寿夭刚柔第六》中说过,"刺营者出血,刺卫者出气";刺脉和刺穴施刺的对象不同,治病的机理也不同,两者不应混为一谈。

据《汉语大字典》,郄也作"隙"。《灵枢·邪气藏府病形第四》中说:"膀胱病者","取委中央"。在《汉语大字典》中,委通"隈",曲折之意。所以"郄中"相当于腘窝横折部位的当中或其左近;它原来是脉,因此刺它出血。如果是穴,就不一定能看到出血了。《素问·刺疟篇第三十六》中指出,"不已,刺郄中盛经出血";所以贸然把郄中认定为穴位是后世针灸家的理解,并非古人的原意。从这个例子也可以看出,在王冰之后的医家在六经与十二经、脉与穴的关系上一直混淆不清。

第五章　六经理论

第一节　阴阳和六经理论

古代中医除了五藏学派，还有六经学派。前者受五行学说的影响很深，后者则贯彻了阴阳的理论。自然，这样讲并没有把五行和阴阳截然分开的意思。

《素问·生气通天论篇第三》中指出："夫自古通天者，生之本，本于阴阳。"

《素问·阴阳应象大论篇第五》中说："阴阳者，天地之道也，万物之纲纪，变化之父母，生杀之本始，神明之府也，治病必求于本"。

关于中医的阴阳理论，《黄帝内经》中有许多精辟的论述。在天人合一理论的指导下，古人曾认为春夏属阳，秋冬属阴。在此基础上，产生过四经的学说，即春属少阳，与肝相应；夏属太阳，与心相应；秋属太阴，与肺相应；冬属少阴，与肾相应。

现在一提到太阴，我们马上会联想到脾。其实在六经以前的四经理论，太阴是与肺相关的。又如我们一提到少阳，马上会联想到胆。其实在古老的四经理论中，少阳是与肝相关的。虽然后来四经理论被六经理论替代，但它在学术思想领域的影响却延续了很长的历史时期。

如前所述，六经理论的出现很可能与天文历法的进步有关。《素问·六节藏象论篇第九》中就说过，"天以六六之节，以成一岁"；"天有十日，日六竟而周甲，甲六复而终岁，三百六十日法也"。

关于六经理论，《素问·阴阳离合论篇第六》和《灵枢·根结第五》中都有三阳和三阴开、阖、枢的说法，而从注家那里却找不到令人信服的解释。笔者推测这可能是对"六"的基数"三"的一种民间通俗的、比喻性的说明。门的开为阳，闭为阴，加上"枢"就形成了"三"。笔者还有一种推测，即海边居民都很熟悉的一天两次的涨潮和退潮，在涨潮和退潮之间都有一个转变期。这也许是"三"和"六"的另一种理念上的来源。无论如何，有了"枢"，截然对立的阴、阳两方面就有了灵活转化的可能。这个通俗、比喻性的说明其实有着深刻的哲理在内，这也是六经理论的高明之处。《素问·六节藏象论篇第九》中说："三而成天，三而成地，三而成人；三而三之，合则为九。"所以"三"不仅是六的基数，也是个位数中最大的"九"的基数，因此具有重要意义。

六经理论与五藏理论有很大的不同。五藏理论以体腔内的心、肝、脾、肺、肾为全身正常功能和病理反应的最高调控中枢，把头脑视为奇恒之府。六经理论则把人的全身的上下内外按照三阴三阳划分为六个区域，其中头、项、背的区域称为太阳。众所周知，这一区域的深层有脑和脊髓。

于是，承不承认脑在人体的重要地位就成为五藏论和六经论的分水岭。五藏论者认为脑为地气所生，属阴；六经论者则按照上为阳、下为阴，背为阳、腹为阴的阴阳理论，主张脑为阳。《黄帝内经太素》中的"脑者阳也"，在王冰整理后的《素问》中变成了"脑者阴也"。这一字之差是带有原则性的。

不过六经学派也有自己的发展历史，也有不同的流派。虽然在脑为阳的观点上是一致的，但在六经以谁为首的问题上还是有争论的。

第二节　六经的不同类型

《黄帝内经》中的六经理论有不同的类型，主要分两大学派。一派以阴经为首，其六经排列为三阴在前，三阳在后；一派以阳经为首，三阳在前，三阴在后。

一、阴经在前的六经

论述完整而比较全面的以阴经为首的六经见于《素问·四时刺逆从论篇第六十四》，其排列次序是：厥阴、少阴、太阴、阳明、太阳、少阳。为方便起见，我们称之为"逆从六经"。而《素问·阴阳类论篇第七十九》中"三阴者，六经之所主也，交于太阴"的说法使我们想到，曾经有一种以太阴为首的六经存在。它可能就是《素问·厥论篇第四十五》中的厥逆六经。此外，以少阴为首的六经也可能存在，《黄帝内经》中未见记载，可能是由于经文的残缺。

二、阳经在前的六经

1. 以数字三、二、一命名的六经，见于《素问》第七十九篇、第七十五篇、第七篇。这种理论在《素问》第二十一篇、第四十八篇等中也有少许记载。我们简称为"数字六经"。

2. 以太阳为首的六经，见于《素问》第六篇、《灵枢》第五篇、《素问》第四十九篇、第三十一篇、第四十五篇、第十六篇等。它们在《黄帝内经》中占有重要地位。

3. 以阳明为首的六经，见于《素问·皮部论篇第五十六》。排列次序为阳明、少阳、太阳、少阴、心主、太阴。用心主代替厥阴为这种理论的又一特点。

4. 此外，还有以少阳为首的六经，详见"少阳主骨"的讨论。

第三节　数字六经

数字六经在《黄帝内经》中的记载非常简略，无法进行更多的讨论。

《素问·阴阳类论篇第七十九》中写道："三阳为父，二阳为卫，一阳为纪；三阴为母，二阴为雌，一阴为独使。"据《中华大字典》，纪为丝缕的头绪，或横行的脉络；使，用也，也可解释为役使。

又，"三阳为经，二阳为维，一阳为游部"，"三阳为表，二阴为里，一阴至绝，作朔晦"。据《汉语大字典》，游通遊，为流动，不固定之意；朔指月复出，或夏历每月初一；晦指月尽，或农历每月最后一天。

从"一阴至绝，作朔晦"的提法看来，一阴只是阴尽转阳的短暂过渡阶段。

因此，"一阳为纪"，"一阳为游部"，"一阴为独使"，"一阴至绝，作朔晦"的这些提法表明，一阴和一阳看来不是这种六经主要的、固定的部分。组成数字六经主体框架的是三阳、二阳和三阴、二阴。这种情况也许提示着从四经到六经的一种过渡状态。

若把三阳理解为太阳，于是二阳为阳明，一阳为少阳；三阴为太阴，二阴为少阴；一阴为厥阴；则这种六经为：太阳、阳明、少阳、太阴、少阴、厥阴（后两者可能颠倒为厥阴、少阴。《内经》中以太阳为首的六经通常用厥阴结尾。只有根结六经用少阴结尾）。

第四节　以阴经为首的六经

《黄帝内经》中保存了两种以阴经为首的六经。其一见于《素问·阴阳类论篇第七十九》，以太阴为首；其二见于《素问·四时刺逆从论篇第六十四》，以厥阴为首。我国古代可能还存在过一种以少阴为首的六经，可惜已经找不到明确的文字记载了。

一、以太阴为首的六经

《素问·阴阳类论篇第七十九》中说："三阴者，六经之所主也；交于太阴。"按照该篇中的说法，"三阳为父"，"三阴为母"；这种以太阴或三阴为主的六经应该是以母或女性为主的理论。

谈到三阴和太阴，我们首先想到的是逆从六经中排在第三位的、与脾有关的太阴，以及《素问·太阴阳明论第二十九》中所说的"足太阴者，三阴也。其脉贯胃、属脾、络嗌，故太阴为之行气于三阴"。不过前者和后者显然都不具备主宰六经的能力，尽管前者提到了"肉痹"，似乎与"四支不举"有关。

《灵枢·邪气藏府病形第四》中提到"脾脉急甚为瘛疭"，"大甚为击仆"。这样的脾似乎有主宰六经的可能，但它是否属于六经中的"三阴"有待考察。

不过《素问·太阴阳明论篇第二十九》中说："脾者土也，治中央，常以四时养四藏，各十八日寄治，不得独主于时也。脾藏者，常著胃土之精也；土者，生万物而法天地，故上下至头足，不得主时也。"这种提法与《素问·玉机真藏论篇第十九》的论点一致。在《素问·玉机真藏论篇第十九》中，"脾脉者土也，孤藏以灌四傍者也"，其"太过则令人四支不举，其不及则令人九窍不通，名曰重强"。

"九窍"指的是头面部的七窍，加前后阴的两窍。《灵枢·脉度第十七》中也说："五藏不和，则七窍不通"。若再加上前、后阴的不通，则病情的严重可想而知。（这里的"七"，也许就是五官加前后阴。）

《素问·金匮真言论篇第四》中曾提出，"中央为土，病在脾，俞在脊"。现在的脾已经上头，并且不仅是居于中央，而且是治中央，法天地，上下至头足。这样的脾脉看来具有主宰六经的能力，然而它是否相当于六经中的三阴，尚缺乏明文记载。

《素问·阴阳类论篇第七十九》中有"三阴为母"的说法，《素问·太阴阳明论第二十九》中有"土者生万物"的说法。两种说法是一致的。估计在这个时期女性居于主导地位，因而具有生养能力的脾土也被奉为六经之主。

这样一来，若把数字六经以父为三阳、母为三阴的阳、阴次序反转过来，使这种六经以太阴、少阴、厥阴、太阳、阳明、少阳的形式出现，则也许能体现"三阴者，六经之所主也，交于太阴"的精神。据《汉语大字典》，交为贯通、相并之意。

最有可能代表这种六经的是《素问·厥论篇第四十五》中的"厥逆六经"。

二、厥逆六经

《素问·厥论篇第四十五》中介绍了两种不同的六经理论。前者记载的是六经的厥状病能，以巨阳为首；后者介绍的是六经的厥逆症状，以太阴为首。前者先讲三阳，后讲三阴；后者则先讲三阴，后讲三阳。所以它们是两种不同类型的六经理论，应该区分开来。在王冰本中，厥逆的六经前无"足"字，但太素本加了"足"字，其实是画蛇添足了。

我们先讨论厥逆六经的内容。

（冰本）："太阴厥逆，骺急挛，心痛引腹。"（太素本）：

"足太阴脉厥逆，胻急挛，心痛引腹。"

"胻"通"胻"，一般指胫。"胻急挛"可能为瘛的一种表现。据《汉语大字典》，胻也可能解为牛脊后骨。"胻急挛"看来可解为人脊后骨的急挛，而骨为脑髓之府。因此"胻急挛"可解为脑筋的急挛。"急挛"提示着这种太阴与筋有关，可以发生急剧的躯体的痉挛症状。"心痛引腹"牵涉到心（或胃）与胃肠的关系。

（冰本）："少阴厥逆，虚满呕变，下泄清。"（太素本）："足少阴脉厥逆，虚满呕变，下泄青。"（据《说文解字》，虚，大丘也；据《汉语大字典》，大丘，或空虚。）

这里的少阴主要表现为胃肠病证，未涉及其它脏器。但《黄帝内经》中有时胃与心混淆在一起，所以我们可以推测这里的胃肠证中有心证。"下泄青"的"青"可理解为肝藏的颜色；也可按照《汉语大字典》的解释理解为"清"，即寒冷之意。

（冰本）："厥阴厥逆，挛腰痛，虚满前闭，谵言。"（太素本）："足厥阴脉厥逆，挛腰，虚满前闭，谵言。"

这里的厥阴有"前闭"，即小便不通，与其它六经厥阴的病证一致。但腰部症状的出现使人感到意外，因为现在的中医理论都说腰为肾之府。而"谵言"则为肝或脑的病证，见《灵枢·邪气藏府病形篇第四》中的"肝脉急甚者为恶言"。厥逆六经在其后的经文接着说："三阴俱逆，不得前后，使人手足寒，三日死。"（《素问·玉机真藏论篇第十九》中脾脉不及的九窍不通就包括了这里的"不得前后。)

（冰本）："太阳厥逆，僵仆，呕血善衄。"（太素本）："足太阳脉厥逆，僵仆，呕血善衄。"

据《中国医学大辞典》，"僵仆"为卒然倒地，不省人事。这个病证与脑髓有关。"呕血"和"衄"与胃、鼻和心有关，因"衄"为鼻中出血，所以这里的太阳在头部未与耳相关，也未与目相关，而是与鼻相关的。

（冰本）："少阳厥逆，机关不利，机关不利者，腰不可以行，项不可以顾，发肠痈不可治，惊者死。"（太素本）："足少阳脉厥逆，机关不利者，腰不可以行，项不可以顾，发腹痈不可治，惊者死。"（据《中国医学大辞典》，惊，有触而心动也。"肠痈"为心与肠的相关作了提示。）

据《中国医学大辞典》，"机关"即关节。换句话说，这里的少阳与筋、骨相关。

（冰本）："阳明厥逆，喘咳身热，善惊衄呕血。"（太素本）："足阳明脉厥逆，喘咳身热，善惊；衄呕血不可治，惊者死。"

这里的阳明显然与肺、心、胃有关。如上所述，"衄"指的是鼻出血。

厥逆六经对病证的表述非常简略，以太阴为首。现将其六经次序按人们习惯以太阳为首排列，以便于比较。（这样一来，《素问·阴阳类论篇第七十九》中那句经文就会变成："三阳者，六经之所主也，交于太阳。"）

太阳的"僵仆"看来与脑有关，血证与心有关，呕与胃有关，衄与鼻有关。

少阳的"机关不利"与筋骨有关。经文也提示了它与心和（小）肠的相关。

阳明与肺（咳喘），心（身热、善惊、血证），以及胃（呕）、鼻（衄）有关。

太阴与人脊后骨（脑髓）、筋，以及心腹有关。

少阴的"虚满呕变，下泻清"表明它与胃（心）肠有关。

厥阴、"挛腰痛（太素本无'痛'）"，"虚满前闭"和"谵言"表明了它与腰、腹部、前阴（小便不通），以及与肝的联系。

厥逆六经中太阴的"骱急挛"值得重视，因为它是脑筋病的表现，与太阳中的"僵仆"看来同为脑病的表现。另外，太阴中提到了心；太阳中提到了"呕"（胃或心证）和血证，也让我们想到了心。这些记载表明，在这种六经的太阴和太阳之间有共同的特性，其关联也许在于都有心证和筋证。

在这种六经中，太阳有"衄"，阳明也有"衄"，表明太阳和阳明在鼻部相遇。这就提示着太阳和阳明都与肺有关，因为鼻为肺之官。

（注：厥逆六经的排列有特色，为太阴、少阴、厥阴、太阳、少阳、阳明。这样的排列其含义为在宇宙中，月亮重于太阳；在人类社会中，女性高于男性；女性中以母最贵，男性中以父最尊。在母系社会高度发达的时代，男性的父只得沦落为游部了。）

三、逆从六经

《素问·四时刺逆从论篇第六十四》中的六经是六经理论与五藏理论相结合的产物，我们简称它为逆从六经。其六经的排列次序是：厥阴、少阴、太阴、阳明、太阳、少阳；也即三阴在前，三阳在后；以厥阴为始，以少阳为终。若按照数字六经的规律，则其排列次序为：一、二、三、三、二、一。阴经的高峰在太阴，阳经的高峰在阳明。

六经与五藏相结合的情况是这样：少阴配肺，太阴配脾，阳明配心，太阳配肾，少阳配肝。为简明起见，列表如下：

逆从六经病证表

经脉	经气			
	有余	不足	滑	涩
厥阴	阴痹	热痹	狐疝风	少腹积气
少阴	皮痹，隐轸	肺痹	肺风疝	积，溲血
太阴	肉痹，寒中	脾痹	脾风疝	积，心腹时满
阳明	脉痹，身时热	心痹	心风疝	积，时善惊
太阳	骨痹，身重	肾痹	肾风疝	积，善时巅疾
少阳	筋痹，胁满	肝痹	肝风疝	积，时筋急目痛

这六条经脉的病证中多次提到"痹"、"风"、"疝"、"积"。

痹：据《汉语大字典》，痹为风寒湿杂至所导致的病证。痹虽同痹，但又同瘅，病也。这些经文中的痹若解为风寒湿杂至的痹，就很难理解五藏为什么会患这样的病证。据《辞海》，痹为痹的异体字。故《素问·四时刺逆从论篇第六十四》中的五藏的"痹"解为"病"比较合理。

风：《素问·平人气象论篇第十八》中说："脉滑曰风。"六经的风都出现在脉滑的情况下。

积：据《素问·举痛论篇第三十九》和《灵枢·百病始生第六十六》，寒可导致脉涩，"血气稽留不得行，故宿昔而成积矣"。

现在我们对这种六经逐一讨论如下。

1. 厥阴

厥阴在脉气"有余"，"不足"项下没有皮肉筋骨脉和心肝脾肺肾相配，只以"阴痹"和"热痹"充填。在"滑"、"涩"项下则有"狐疝风"和"少腹积气"。据《汉语大字典》，少同小，小也同少。

对于阴痹，《黄帝内经素问译释》引张志聪注："肝经之脉，结于诸阴之分，故病为阴痹"；并称"就是属于阴性的痛痹之类"。《类经》中张景岳完全同意张志聪的说法。

但结合狐疝风和少腹积气，阴痹的"阴"看来也可以理解为阴器之阴。因为《素问·热论篇第三十一》中说："厥阴脉循阴器而络于肝"；《灵枢·经脉第十》中也说："厥阴者，肝脉也；肝者，筋之合也；筋者，聚于阴气。"据《汉语大字典》，气通"器"。又《灵枢·本藏第四十七》中说："肾下则腰尻痛，不可以俛仰，为狐疝。"所以这里的厥阴证可能与肾也有关联。

厥阴的病证与其它五经相比，不够充实。它的病证部位看来与肝有关，但在这种六经中，肝属少阳，不属厥阴。这就不免令人推测有下列的可能性：其一，按照数字六经的理论，"一阴至绝，作朔晦"，厥阴只是阴尽转阳的短暂的过渡阶段，不可能完全展现它的内容；其二，五藏不够六经的分配，因而把肝证一分为二，实现一阳到一阴的转换。

然而我们无妨把思路变换一下。这里厥阴的部位恰好是人体最需要用树叶或编织物遮盖的部位，其下为男女生殖器官和膀胱的所在。也许是由于这个部位的极端重要性和神秘性，古人才把它列为六经之首。无藏与它相配也许反映了古人不知如何用已知的五藏与它相配，或者是已知的五藏不足以与它相配。

至于"热痹"，一般认为是与"阴痹"相对而言的。其实热也是心证的表现。脉解六经中厥阴的"嗌干热中"；诊要六经中厥阴的"中热嗌干"，"烦心"；厥论六经中厥阴的"胫（或骱）内热"，都和这里"热痹"的提法是相通的。

其实，性欲和排尿都与心有关。

2. 少阴

少阴的"皮痹，隐轸"，"肺痹"，"肺风疝"符合传统的肺证。据《汉语大字典》，轸通"疹"。据《中国医学大辞典》，隐轸即瘾疹。据《汉语大字典》，瘾胗即荨麻疹；胗同"疹"。少阴的"溲血"使我们联想到肾证和心证，以及膀胱证。

《灵枢·癫狂病第二十二》中有这样的记载："少气身漯

漯也，言吸吸也；骨酸体重，解（史本作"懈惰"）不能动，补少阴（史本少阴前有"足"）"；"短气息短不属，动作气索，补少阴（史本少阴前有"足"）取（史本作"去"）血络。"

在本经中，少阴与肺相关，有"溲血"证；在脉解六经中，少阴与肾相关，有"咳，上气，喘"。这可能是肺肾相关一说的来源。

如前五藏理论所述，这条少阴经的经文表明了肺与皮的关联。

3. 太阴

太阴的"肉痹寒中"，"脾痹"，"脾风疝"，"心腹时满"主要是脾胃（肠）证，与根结六经的太阴"结于太仓"的提法一致。太仓即胃。此外，这里还保留了太阴和脾与肉的关联。（胃与心常常混同。）

4. 阳明

阳明的"脉痹，身时热"，"心痹"，"心风疝"，"时善惊"都是心证，与《素问·阳明脉解篇第三十》中的描述一致。这里保留了心与脉的关联，没有心与胃的混淆。

5. 太阳

太阳的"骨痹身重"，"肾痹"，"肾风疝"，"善时巅疾"，显然都是肾证。这种把肾与太阳相连的作法和理念影响深远。肾与骨的关联也一直保留了下来。

《素问·逆调论篇第三十四》中说："太阳气衰，肾脂枯不长。"这句经文提示太阳中有肾的存在。

6. 少阳

在少阳中，它与肝、筋、胁、目的关系已经确定。后来这样的少阳改称为厥阴。古人认为前阴为宗筋之所聚。

这种六经的每一经的病证中都提到"痹"和"风疝"。据《灵枢·寿夭刚柔第六》："内有阴阳，外亦有阴阳"，"病在阳者，命曰风；病在阴者，病曰痹。""疝"的涵义在古代比较宽泛。《说文解字》解疝为"腹痛"；《素问·长刺节论篇第五十五》中说："病在少腹，腹痛不得大小便，病名曰疝，得之寒"；《汉语大字典》引证了疝为"心腹气痛"之说。《中国医学大辞典》解疝为"睾丸连少腹急痛，或有形，或无形，或有声，或无声"。

逆从六经看来是六经和五藏理论早期互相结合的产物。它的厥阴不像是从少阳肝派生出来的。它的少阴与肺相关，出人意料；但它有"溲血"，提示了少阴与肺、肾、心相关的理论。逆从六经的阳明证完全相当于心证；太阴证完全相当于脾证；它的太阳确定了与骨、肾、巅相关，也即与脑髓相关；少阳与四经理论的少阳一致，与肝、筋、胁、目相关。

在以阴经为首的六经理论中，我们没有找到以少阴为首的类型。不过《灵枢·本输第二》中"少阴属肾，肾上连肺，故将两藏"和《素问·五藏生成篇第十》的"头痛、癫疾"，"过在足少阴、巨阳，甚则入肾"，则提示这一类型可能存在，不过它的完整、系统的论述大概已经散佚了。

《素问·阴阳类论篇第七十九》中说："三阴者，六经之所主也，交于太阴。"其中的三阴恐怕不见得就是逆从六经中排位第三的太阴，它更像是数字六经中"三阴为母"的太阴。我们可以推测，以太阴为首反映了母系社会人们思想理念的特征；以厥阴为首反映了古人对生殖器和生殖功能的崇拜。

总的说来，以阴经为首的六经理论对后来以阳经为首的六经理论有着深远的影响。

第五节　以阳经为首的六经

一、以太阳为首的六经

《素问·阴阳离合论篇第六》是一篇阐述六经总纲的论著，可惜的是有关六经的具体记载不够明确，显然有经文的错乱和缺失。

"天为阳，地为阴；日为阳，月为阴。大小月三百六十日成一岁，人亦应之。今三阴三阳，不应阴阳，其故何也"；对曰："阴阳者，数之可十，推之可百；数之可千，推之可万；万之大，不可胜数，然其要一也。天复地载，万物方生。未出地者，命曰阴处，名曰阴中之阴；则出地者，命曰阴中之阳。阳予之正，阴为之主；故生因春，长因夏，收因秋，藏因冬。失常则天地四塞。阴阳之变，其在人者，亦数之可数。"

这是一种把人比拟为植物，出生于地的理念。人立足于地，从不离开土地。所以落实在医学的六经上，三阴为阴中之阴，三阳为阴中之阳。于是引出了所谓的"足六经"的概念，即所有六经，不论阴阳，它们的名字前面都可以加

"足"，以强调六经的都起于足。

因此，《素问·阳明脉解篇第三十》中，太素本写"阳明之脉病"，王冰本写"足阳明之脉病"；两者并无矛盾。《灵枢·刺节真邪篇第七十五》中的"大热徧身，狂而妄见、妄闻、妄言，视足阳明及大络取之"，其中的足阳明在本义上就是阳明。

于是就带来了一个问题。在六经分化为十二经后，又出现了足六经和手六经。在没有手六经相伴的情况下，辨别足六经为古老的六经，还是从六经中分化出来的十二经中的足六经，就变成了一个棘手的问题，对此我们不得不慎重对待。

（一）离合六经

《素问·阴阳离合论篇第六》对六经在人体的分布情况阐述得不够清楚，我们确知的只有以下几点，即"少阴之上，名曰太阳"，"少阴之前，名曰厥阴"，"太阴之前，名曰阳明"，"太阴之后，名曰少阴"，"厥阴之表，名曰少阳"。此外，从《灵枢·邪气藏府病形第四》的记载可以了解三阳经的大致走行：

"诸阳之会，皆在于面"，邪"中于面则下阳明，中于项则下太阳，中于颊则下少阳；其中于膺背两胁，亦中其经"。

《灵枢·诊疾诊尺第七十四》中诊目痛的一段经文也可供参考。

"诊目痛。赤脉从上下者太阳病，从下上者阳明病，从外走内者少阳病。"

《素问·阴阳离合论篇第六》在后半部讨论了三阴三阳的离合，与《灵枢·根结第五》中的论述相似。但除了太阳"起于至阴，结于命门"外，其它五经只说有起点，没有提到结点，显然有经文的缺失，而且有些关键字句交待不清。所以，有关这一部分我们留待在下面的根结六经中一并讨论。

（二）根结六经

《灵枢·根结第五》的根结六经清楚地记载了六经的根起和所结，并介绍了它们的病证和治法；其中也谈到了三阳和三阴之间的开（太素作"閞"）、阖、枢关系。所以这篇经文基本上可以弥补《素问·阴阳离合论篇第六》的缺憾。

1. 太阳

《灵枢·根结第五》："太阳根于至阴，结于命门（史本接"命门者，目也"）"，"太阳为閞（史本关作"開"）"，"閞折则肉节渎（史本渎作"渎"）而暴疾（史本疾作"病"）起矣"。据《汉语大字典》，渎通"渎"，败坏之意；折，可解为毁、损。

2. 阳明

《灵枢·根结第五》："阳明根于厉兑，结于颡大（史本接"颡大者，钳耳也"）"，"阳明为阖"，"阖折则气无所止息，而痿疾起矣；故痿疾者，取之阳明"。据《中国医学大辞典》，颡大即头维穴；另一说为颃颡。

"颃颡"：据《中国医学大辞典》，指上腭内二孔，司口内津液之分泌。又据《灵枢·忧恚无言第六十九》，指分气之所泄。

"痿疾"：《素问·痿论篇第四十四》中说："治痿者独取阳明"，"阴阳总宗筋之会，会于气街，而阳明为之长，皆属于带脉，而络于督脉。故阳明虚则宗筋纵，带脉不引，故足痿不用"。

注：关于"宗筋"，《中国医学大辞典》解为阴毛中横骨上下之竖筋，即阴茎内之筋脉也，并引《素问·痿论篇第四十四》中所说"阳明者，五藏六府之海，主润宗筋；宗筋主束骨而利机关也"。既然宗筋主束骨而利机关，它就不会局限于阴茎的部位，而是与全身关节有关的一种筋。

3. 少阳

《灵枢·根结第五》："少阳根起（史本无"起"）于窍阴，结于窗笼（史本接"窗笼者，耳中也"）"，"少阳为枢"，"枢折即骨繇而不安于地。故骨繇者取之少阳"，"骨繇者，节缓而不收也，所谓骨繇者，摇故也"。

据《汉语大字典》，"摇"可解为摆动或晃动。

如前所述，少阳证与肝、肾有关，肝主筋，肾主骨。

4. 太阴

《灵枢·根结第五》："太阴根起（史本起作"于"）隐白，结于太仓"，"太阴为关（史本关作"開"）"，"关折则仓廪无所输，鬲（史本作"膈"）洞"。

据《灵枢·胀论第三十五》，"胃者，太仓也"。

"鬲（灵作'膈'）洞"：据《中国医学大辞典》，上则闭塞，下则泄泻也。

5. 厥阴

《灵枢·根结第五》："厥阴根起（史本起作"于"）大敦，结于玉英，终（史本作"络"）于膻中"，"厥阴为阖"，"阖折则（史本则作"即"）气施（史本施作"绝"）而喜悲"。据《汉语大字典》，施通"弛"。

这里的厥阴终（或络）于膻中。据《灵枢·海论第三十三》，"膻中者，为气之海"；据《灵枢·胀论第三十五》，"膻中者，心主之宫城也"（此句在太素本作"膻中者，主之官也"）。据《素问·灵兰秘典论篇第八》，"膻中，臣使之官，喜乐出焉"。

所以这里的厥阴表现为气弛、喜悲，也提示着它与心的相关。

6. 少阴

《灵枢·根结第五》："少阴根起（史本无"起"）于涌泉，结于廉泉"，"少阴为枢"，"枢折则脉有所结而不通"。

心主脉。这里的"脉有所结而不通"提示着少阴与心的关联。

这种六经中的开（或閞）、阖、枢三个字的本义笔者找不到令人满意的注解，而且六经病证及其与脏器的联系陈述得非常简略，似乎也有经文残缺或语焉不详的地方。一些经的根、结和所过部位中有的很像是穴位的名称。不过《黄帝内经》中的许多记载告诉我们，不少穴名原先都是脉或络的名称。我们也可以设想，在遥远的石器时代，用细而钝圆的石块按压躯体是可以发现少数穴位的。

（三）厥状六经

如前所述，《素问·厥论篇第四十五》中有两种关于六经的记载。第一种介绍了三阳三阴六经的厥状病能，第二种介绍了三阴三阳六经的厥逆病证（见前"阴经在前的六经"）；最后还有关于手经厥逆的零散记载。这里先讨论以太阳为首的六经厥病。

六经的厥状病能（据《汉语大字典》，能通"態"）如下：

"巨阳之厥，肿（冰本肿前有"则"）首头重，足不能行，发为眴仆。"据《汉语大字典》，"肿"可解为头部胀痛。据《汉语大字典》，眴为目摇或目眩。

"阳明之厥，则癫疾欲走呼，腹满不能（冰本能作"得"）卧，面赤而热，妄见（冰本而后有"而"）妄言。"

"少阳之厥，则暴聋，颊肿而热，胁痛，骱（冰本作"胻"）不可以运。"据《汉语大字典》，骱可指胫骨、小腿或肋骨。据《中国医学大辞典》，胻同骱，胫也。据《说文解字》，胫，胻也。

"太阴之厥，腹满䐜胀，后不利，不欲食，食则呕，不得卧。"

"少阴之厥，则舌（冰本舌作"口"）干溺赤，腹满心痛。"

"厥阴之厥，则少腹肿痛䐜（冰本䐜作"腹胀，泾"），溲不利，好卧屈膝，阴缩肿，胫（冰本作"胻"）内热。"据《汉语大字典》，泾通"经"。

太阳证集中在头和目，未提腰脽症候，只讲了"足不能行"。"头重"和"眴仆"意味着病情与脑、目有关。

阳明证主要表现为心藏的神明紊乱和热证。"腹满不能（冰本能作"得"）卧"为胃证。《素问·逆调论篇第三十四》中说："阳明者，胃脉也；胃者六府之海，其气亦下行；阳明逆，不得从其道，故不得卧也。下经曰：胃不和则卧不安，此之谓也。"

少阳证从胁向上延伸到耳和脸侧部的面颊，向下延伸到骭。据《中国医学大辞典》，骭即胫。

太阴证仅限于胃肠证。

少阴证主要表现为心证、胃（肠）证和热证，其"溺赤"提示可能有膀胱或肾证，以及心证的存在。

厥阴则突出表现了排尿障碍所引起的"少腹肿痛"；"好卧"可能与髓海不足有关；"屈膝，阴缩肿"提示肝的筋病和阴器病证的出现。"胫（冰本作骭）内热"则提示厥阴与心有关。

在厥逆六经之后，《素问·厥论篇第四十五》中又收集了有关手经厥逆的零散经文，其中包括了手太阴、手心主、少阴、手太阳、手阳明、少阳。可见这些经文讲的是六经分化为手足十二经以后的几个手经厥逆，它们与古老六经的厥逆在时代上是不同的。

以上关于三阴三阳厥逆和手经厥逆，采用了王冰本经文的写法，即三阴三阳的前、后不加字，保持原样；手经名称后也不加字。

但在太素本中，厥逆的三阴三阳前都加了"足"字，似乎是为了与其后的手经取得修辞上的一致。从《素问·阴阳离合论篇第六》的观点看来，在六经前面加上"足"字也无可厚非。然而在厥逆六经的三阴三阳和手经后面，太素本又都加了"脉"字，这就给人以三阴三阳和手经完全对称、两者共同组成了十二经的错觉。其实手经部分只提到了手太阴、手心主、少阴、手太阳、手阳明、少阳，并非排列有序、完整的手六经。在太素本的校勘中，没有经过认真核对就加了这些字，恐怕是最大的美中不足了。而在厥逆六经的前面加了"足"字，险些掩盖了一个重要的六经理论的存在。

（四）刺疟六经

《素问·刺疟篇第三十五》介绍了足六经疟、五藏疟及胃疟的病证和治法。由于这些疟病全部采用了刺脉疗法，所以可以确认这里的足六经是古老的六经。现将六经病证的有关特点摘录如下：

"足太阳（之）疟，令人腰痛头重"，"刺郄中出血"。

"足少阳（之）疟，令人身体解㑊"，"恶见人，见人心惕惕然"，"刺足少阳"。

"足阳明（之）疟"，"刺足阳明跗上"。

"足太阴（之）疟，令人不乐，好太息，不嗜食"，"病至则善呕，呕已乃衰，即取之"。

"足少阴（之）疟，令人呕吐甚"，"欲闭户（冰本接"牖"）而处"。

"足厥阴（之）疟，令人腰痛，少腹满，小便不利，如癃状，非癃也，数小（冰本无"小"）便，意恐惧，气不足，肠（冰本作"腹"）中悒悒，刺足厥阴。"

这里是以太阳为首的六经，但有以下几点值得重视。

1. 足少阳的"身体解㑊"和"恶见人，见人心惕惕然"。据《素问·刺要论篇第五十》，"刺骨无伤髓，髓伤则销铄胻酸，体解㑊然不去矣"；又《素问·玉机真藏论篇第十九》中说："冬脉者，肾也"，"太过则令人解㑊"。可见，"解㑊"（《中国医学大辞典》解为体中肌肉解散，筋不束骨）为髓伤的病证；换句话说，足少阳与脑髓有关。至于"恶见人，见人心惕惕然"则又像是阳明心证。

2. 足少阴的"呕吐甚"为胃或心证；其"欲闭户（牖）而处"也出现于阳明证（在这里，它是少阴证）。

3. 足厥阴与腰痛和小便不利相关。

（五）诊要六经

《素问·诊要经终论篇第十六》："太阳之脉，其终也，戴眼，反折瘛疭，其色白，绝汗乃出。""色白"和"绝汗"提示太阳与肺、皮有关。

"戴眼"：据《中国医学大辞典》，指目睛不转而仰视。《素问·三部九候论篇第二十》中说："瞳子高者，太阳不足；戴眼者，太阳已绝"；"足太阳气绝者，其足不可屈伸，死必戴眼"。

"反折瘛疭"：据《中国医学大辞典》，"反折"即角弓反张；"瘛疭"，"瘛"为筋脉拘急，"疭"为筋脉弛张。

"色白"：白为肺色；"绝汗乃出"表明肺气绝。

《灵枢·终始第九》："少阳终者，耳聋，百节皆纵，目系绝。"《素问·诊要经终论篇第十六》中，"目系绝"作"目䁈绝系"。据《汉语大字典》，䁈同瞏，目惊视也。

少阳除了耳证，这里也显示了目证，即提出了少阳除了与肾相关，也与脑相关的论点。

"百节皆（《灵枢·终始第九》皆作"尽"）纵"：表明少阳与筋、骨的关联；与《灵枢·根结第五》中少阳的"骨繇而不安于地"，"骨繇者，节缓而不收也"的提法一致。

《素问·诊要经终论篇第十六》："阳明终者，口目动作，善惊，妄言，色黄，其上下经盛，不仁，则终矣。"

"口目动作"，透漏了阳明与脑的相关。

"善惊，妄言"，表明心证和神明紊乱。

"不仁"：据《中国医学大辞典》，指肌肤麻木，不知痛痒。

《素问·诊要经终论篇第十六》："少阴终者，面黑，齿长而垢，腹胀闭，上下不通而终矣。"

"面黑"：黑为肾色。

"齿长"：据《灵枢·五味论第六十三》，"齿者，骨之所终也"；表明这里的少阴与骨或脑髓相关。

"腹胀闭，上下不通"：表明少阴与胃肠的相关。

《素问·诊要经终论篇第十六》："太阴终者，腹胀闭不得息，善噫，善呕，呕则逆，逆则面赤，不逆则上下不通，不通则面黑，皮毛焦而终矣。"

"不得息"，"皮毛焦"：反映了太阴与肺和皮毛的关联。

　　"腹胀闭……善噫，善呕，上下不通"：表明太阴与胃肠的相关。

　　"面赤"：赤为心藏的颜色，此证为热象。

　　《素问·诊要经终论篇第十六》："厥阴终者，中热嗌干，善溺心烦，甚则舌卷，卵上缩而终矣。"

　　"中热嗌干"：反映厥阴与藏热，很可能是心热有关。

　　"善溺"：表明厥阴与排尿（膀胱）功能紊乱有关。

　　"心烦"：看来为心证。（《内经》中通常心证写为"烦心"。）

　　"舌卷"："舌卷"可以是心证。《素问·脉要精微论篇第十七》中说："心脉搏坚而长，当病舌卷不能言。"又《灵枢·经筋第十三》中说，手少阳之筋"其病当所过者，支转筋舌卷"。由于肝主筋，所以厥阴与心、肝相关。

　　"卵上缩"：《灵枢·邪气藏府病形第四》中提到，肝脉微大时"肝痹阴缩"；《灵枢·经筋第十三》中提到肝足厥阴之筋"伤于寒则阴缩入"。阴器显然与肝和筋有关。

　　小结

　　（1）这里六经的足三阳都与目相连，也即与太阳或脑髓相连。三阳从人体的后、侧、前上升并包围了脑髓；自然头面部的五官都与脑有关。

　　（2）三阳的病证除去"戴眼、反折瘛疭"，还有"耳聋"、"百节皆纵"，"口目动作，善惊、妄言"和"不仁"。这些记载表明患者既出现运动障碍，又出现感觉障碍。

（3）少阴有明显的肾证、骨证和胃肠证。

（4）太阴有明显的胃肠证。此外，"面黑"提示了肾证的出现；"皮毛焦"提示着这一时期太阴的涵义已经包括了肺藏在内。

（5）厥阴有明显的肝证、心证和热证，它的"舌卷"和"卵上缩"除表达这条经的走行已经上升到舌部，下行到睾丸阴囊外，还表达了厥阴与筋的关联。关于"心烦"，据《说文解字》，烦，热头痛也。厥阴既上升到舌，到头也是可能的。这里的"烦"也许是双关的用法。

（6）厥阴中的"善溺"使我们联想起脉解六经中厥阴的"癃"，以及其它六经中厥阴提到的膀胱病证。

（六）热论六经

《素问·热论篇第三十一》中说："伤寒一日，巨阳受之，故头项腰脊皆痛（冰本此句作"头项痛，腰脊强"）。"这里的巨阳病证是人所熟知的太阳证。

"阳明主肉，其脉侠鼻络于目，故身热（冰本接"目疼"）而鼻干，不得卧。"在这种六经学说中，阳明主肉；而此前主肉的一直是脾。例如在《素问·金匮真言论篇第四》，"黄色入通于脾"，"是以知病之在肉也"。在《素问·四时刺逆从论篇第六十四》，"太阴有余，病肉痹寒中；不足，病脾痹"；这里主肉的也是太阴和脾。

"侠鼻"提示它与肺的联系；"络于目"提示它与脑的联系；"身热"、"鼻干"提示可能有心证和肺证；"不得卧"提示有胃证。《素问·逆调论篇第三十四》中引证了《下经》经文："胃不和则卧不安"。

"少阳主骨（冰本骨作"胆"），其脉循胁络于耳，故胸胁痛，耳聋。"

关于"主骨"一说，提示着少阳与脑髓的相关，因为据《素问·平人气象论篇第十八》，"骨者，髓之府"。

"主胆"一说，见本书后面的讨论。

"循胁络于耳"清楚表明了少阳脉的走行，已上行到耳。

"太阴脉布胃中，络于嗌，故腹满而嗌干。"

这里太阴的"布胃中"与《灵枢·根结第五》中太阴的"结于太仓"说法一致。据《中国医学大辞典》，"嗌"指喉下之食管。

"少阴脉贯肾，络于肺，系舌本，故口燥舌干而渴。"

"少阴脉贯肾、络于肺"的提法与《灵枢·本输第二》中"少阴属肾，肾上连肺"的说法一致。"舌本"在《素问·金匮真言论篇第四》中属脾；经文说"故病在舌本"。

"厥阴脉循阴器而络于肝，故烦满而囊缩。"据《汉语大字典》，烦的本义为热头痛。若"烦"解为热头痛，则此时的厥阴已经上头。"满"，据《汉语大字典》，同"懑"，闷也。

《灵枢·经脉第十》中说："厥阴者，肝脉也。肝者，筋之合也；筋者，聚于阴气（同"器"）。"

热论六经明确地交待了六经各自与脏器和人体其它器官的关系，是一篇极为重要的医学文献。《伤寒论》的六经辨证即起源于热论六经。

值得注意的是，在这里太阴和阳明变换了位置。本来脾主肉，现在变成了阳明主肉；而且阳明"侠鼻，络于目"，直接与肺和脑相通。相比之下，太阴在《素问·四时刺逆从论篇第六十四》之后，连主肉的功能也免除了，只负责胃肠的消化功能。联想到《素问·脉解篇等四十九》阳明一节中提到的"阳明并于上，上者则其孙脉太阴也"，就可以明白原先是太阴在上，阳明在下的了。这种情况似乎提示着以太阴为首的六经理论的在远古的存在。从厥逆六经中太阴厥逆的"胻急挛"的"胻"，我们可以联想到人脊后骨；由于"骨者髓之府"，"脑为髓之海"，则可推测这里的太阴厥逆的这个病证和太阳厥逆的"僵仆"是一致的。而这也可能是《素问·脉解篇第四十九》阳明中出现"上者则其孙脉太阴也"的根源。

（七）脉解六经

《素问·脉解篇第四十九》是一篇解释古代六经的文献，六经原文与注解文字交织在一起。我们把原经文的主要部分摘录出来，以便讨论。

1. 太阳

"肿腰脽痛"，"偏虚为跛"，"强上（冰本后接"引背"）"，"耳鸣"，"甚则狂癫（冰本癫作"巅"）疾"，"浮为聋"，"人（冰本作"入"）中为瘖"，"内夺而厥，则为瘖俳，此肾虚也，少阴不至者，厥也"。

肿：据《汉语大字典》，肿有多种涵义。在此可以解为头部胀痛，也可解为痈或肿胀。

脽：《说文解字》解为尻。《汉语大字典》又称可解为臀或尾椎骨。

瘖：据《中国医学大辞典》，不能言也。《素问·气病论篇第四十七》中说："少阴之脉，贯肾系舌本，故不能言"；《灵枢·杂病第二十六》中说："厥气走喉而不能言，手足清，大便不利，取足少阴。"

俳：据《汉语大字典》，废也，引王冰注："肾气内夺而不顺，则舌瘖足废"。

内夺：《黄帝内经素问译释》解为色欲过度，精气耗散。

这里的太阳证继承了逆从六经中太阳属肾的理论，并且在本经中提出了耳证的"耳鸣"和"聋"。通常在太阳中出现的目证，这里没有提到。

2. 少阳

"心胁痛"，"不可反侧"，"甚则躍"。

这里最难理解的是为什么病人心胁痛，不可反侧的时候还能跳跃。

细察《汉语大字典》，发现有两个字与"躍"字形相近。一为"躍"，行貌，显然不宜用于经文的解释；一为"踡"，同"蹯"，为蜷曲不伸之意。因此可以推测，"躍"很可能是"踡"的误写。

至于"心胁痛"的原因，经文本来的注解是"少阳盛也，盛者，心之所表也"。古人认为这里心胁痛的少阳证是心藏引起的。

"胁痛"通常认为是肝证，在这里也可以认为是胆证。

"不可反侧"的原因从《黄帝内经太素》和《古今图书医部全录》的注释中找不到令人信服的答案。笔者推测这可能是《素问·厥论篇第四十五》中少阳"机关不利"的一种表现。

不过若"躍"确为"蹻"之误，则此证与筋有关，它表明的是全身诸筋的挛缩。

把"胁痛"，"不可反侧"和"蹻"联系起来，可知少阳的表现能够归入肝胆的病证。但"心痛"的心证怎样与少阳发生关系仍然是一个问题。太素本的注释为"手少阳脉络心包，足少阳脉循胁里，故少阳病心胁痛也"。这些是六经分化为十二经以后的解释，不能代表六经时代的古人也是这样理解的。从《素问·脉解篇第四十九》太阴中"上走心为噫"的说法推测，这里的"心"很可能指的是"胃"，而不是心脏。由于"岁阳明在泉"中说，"民病喜呕，呕有苦"，"心胁痛不能反侧"；所以这里的"心"实际上指的是"胃"。"呕"显然是胃证。

这时的少阳还没有上升到耳，或者说这时的耳证属于太阳。

3. 阳明

"洒洒振寒"，"胻肿而股不收"，"上喘（冰本喘后有"而"）为水"，"胸痛少气"，"甚则厥，恶人与火，闻木音（冰本音后有"则"）惕然而惊"，"志（冰本无"志"）欲独闭户牖而处"，"病重（冰本无"重"）至则欲乘高而歌，弃衣而走"，"客孙脉则头痛鼻衄腹肿"，"阳明并于上，上者则其孙脉（冰本脉作"络"）太阴也，故头痛鼻衄腹肿"。

"洒洒振寒"：与《素问·至真要大论篇第七十四》"岁厥阴在泉"，"风淫所胜"的症状"洒洒振寒"相同，为木胜风动的象征。

"恶人与火，闻木音惕然而惊"：恶火表明病人已有高热，恶人表明病人心情烦躁。至于畏惧木音，注家用五行学说的土恶木来解释。其实，木能生火，在高热的情况下听到木音自然会吃惊的。如前所注，惊为心证。

"志欲独闭户牖而处"：据《素问·疟论篇第三十五》，足少阴疟的病证中有"欲闭户（冰本接"牖"）而处"。因此这个症状可以是肾证。（注：肾藏志。）

"病重则欲乘高而歌，弃衣而走"：与《素问·阳明脉解篇第三十》描述的神明紊乱或心证是一致的。《素问·脉解篇第四十九》的太阴中提到，"阳明络属心"。

"上喘为水，胸痛少气"，反映了心肺之间的关系和水液潴留的一种表现。

"胫肿而股不收"，"腹肿"：据《素问·平人气象论篇第十八》，"足胫肿曰水"。腹肿表明腹内有大量水液的潴留。《素问·逆调论篇第三十四》中说："肾者水也"，"肾者水藏，主津液"。所以这里的阳明除了与心有关，也与肾有关。

"头痛鼻衄"：我们在前面"脾藏地位的变化"中已经讨论过太阴位于阳明之上的可能性。

4. 太阴

"病胀"，"上走心为噫"，"食则呕"，"得后与气则快然而（冰本而作"如"）衰"。后一句在《灵枢·经脉第十》脾足太阴之脉中写为"得后出（史本无"出"）余气则快然如衰"。据《汉语大字典》，"后"可解为肛门；"与"可解为发出。

这里的太阴病证是胃肠症状，与《灵枢·根结第五》所载"太阴根于隐白，结于太仓"的说法一致。

此外，这里太阴的论述表明：其一，心与胃的概念混淆在一起；其二，胃的概念也包括了肠在内。

5. 少阴

"腰痛"，"少阴者，肾也"，"上气咳，上气喘（冰本作"呕咳上气喘"）"，"邑邑（冰本作"色色"）不能久立（冰本立后接"久坐"），坐起则目䀮䀮（史本作"䀪䀪"）无所见，少气喜（冰本喜作"善"）怒"，"喜怒者名曰前（冰本前作"煎"）厥"，"恐如人将捕之"，"恶闻食臭"，"面黑如地色"，"咳则有血"。

"腰痛"：《素问·脉要精微论篇第十七》中说："腰者，肾之府，转摇不能，肾将惫矣。"

邑邑：据《汉语大字典》，邑通"悒"，愁闷不乐貌。

䀮䀮：据《汉语大字典》，无䀮字，有䀪字，䀪为目不明。

"不能久立"：《素问·脉要精微论篇第十七》中说："骨者髓之府，不能久立，行则振掉，骨将惫矣。"

"起则目䀪䀪无所见"：《灵枢·邪气藏府病形第四》中说，肾脉"微滑为骨痿，坐不能起，起（史本接"则"）目无所见"。

"喜怒"，"恐如人将捕之"：一般认为肝胆与怒、恐有关，实际上怒、恐也与肾有关。如《灵枢·本神第八》中说："肾盛怒而不止则伤志"，"恐惧而不解则伤精"；《素问·缪刺论篇第六十三》中说："邪客于足少阴之络"，"无故善怒"，"刺足下中央之脉"。另外，怒、恐也与心有关。《素问·调经论篇第六十二》中说："血有余则怒，不足则恐"；《灵枢·本神第八》中说："心怵惕思虑则伤神，神伤则恐惧自失。"

"恶闻食臭"，"呕"：《灵枢·热病第二十三》："不欲饮食，先取涌泉见血"；《素问·厥论篇第四十五》（译释本）："少阴厥逆，虚满呕变。"据《汉语大字典》，臭为气味的总称，可指香气，也可指秽恶难闻的气味。

"咳，上气喘"，"咳则有血"：表明肾与肺的密切关联。

"面黑如地色"：《素问·五藏生成篇第十》中说："黑当肾。"

《素问·脉解篇第四十九》的少阴没有提到膀胱证，值得注意。

6. 厥阴

"㿉疝，妇人少腹肿"，"腰脊痛不可以俯仰"，"钉癃肤胀（冰本作"癫癃疝肤胀"）"，"甚则嗌干热中"。据《汉语大字典》，钉有催促、紧迫之意；癃同癃，即小便不畅；㿉有下坠之意；㿉、痕、癫同。

肤胀：《灵枢·水胀第五十七》中说："肤胀者，寒气客于皮肤之间，鏨然不坚，腹大，身尽肿，皮厚，按其腹，窅而不起，腹色不变，此其候也"；《灵枢·论疾诊尺第七十四》中说："视人之目窠上微痈，如新卧起状，其颈脉动，时咳，按其手足上窅而不起者，风水肤胀也。"据《汉语大字典》，鏨，象声词；窅，凹下之意。痈，据《说文解字》，肿也。

颓疝：据《中国医学大辞典》，指少腹控卵，肿急绞痛，甚则阴囊肿大，如斗，如栲栳，或顽癞不仁也。（据《中华大字典》，栲栳即笆斗，为用柳条或竹篾编成的圆形盛物器具。这里的病证已涉及阴器。）

"嗌干热中"：据《说文解字》，嗌，咽也，《汉语大字典》解为咽喉。《灵枢·经脉第十》中说："厥阴者，肝脉也"，"脉络于舌本"。因此在热中的情况下可以出现嗌干。据《中国医学大辞典》，热中：①风证之因热而中者；②火气在腹中也；③消瘅之别称。

二、以阳明为首的六经

《素问·皮部论篇第五十六》提出了以阳明为首的六经理论。引人注目的是这种六经没有厥阴，顶替厥阴的是心主。"十二经脉"中出现"心主"，手足十二经中出现"手心主"，看来与这种六经的影响有关。现将《素问·皮部论篇第五十六》的经文引证如下：

"阳明之阳，名曰害蜚，上下同法。视其部中有浮络者，皆阳明之络也。其色多青则痛，多黑则痹，多（冰本无"多"）黄赤则热，多白则寒，五色皆见则寒热。络盛则入于经。阳主外，阴主内。"

"少阳之阳，名曰枢特（冰本特作"持"），上下同法，视其部中有浮络脉（冰本无"脉"）者，皆少阳之络也，络盛则入（冰本接"客于"）经，故在阳者主内，在阴者主出，渗（冰本渗前有"以"）于内也，诸经皆然矣。"

"太阳之阳，名曰关枢，上下同法，视其部中有浮络脉（冰本无"脉"）者，皆太阳之络也。络盛则入客于经。"

"少阴之阴，名曰枢檽（冰本檽作"儒"），上下同法，视其部中有浮络者，皆少阴之络也，络盛则入客于经。其入于（冰本无"于"）经也，从阳部注于经；其经（冰本无"经"）出者，从阴（冰本阴后有"内"）注于骨。"

"心主之阴，名曰害肩，上下同法，视其部中有浮络者，皆心主之络也。络盛则入客于经。"

"太阴之阴，名曰关枢（冰本枢作"蛰"），上下同法，视其部中有浮络者，皆太阴之络也。络盛则入客于经。"

"凡十二经脉者，皮之部也。"

此论篇强调了"上下同法"，又说"十二经脉者"，可见这里的手足经脉是同名的。手足同名是六经分化为十二经的最简单、最便捷的命名方式。

《素问·皮部论篇第五十六》中六经以阳明为首，看来主要是由于阳明多气多血的缘故。

以六经气血的多少来衡量，阳明确居首位。《灵枢·经水第十二》中说："足阳明，五藏六府之海也，其脉大，血多气盛，热壮刺此者，不深弗散，不留不写也。足阳明刺深六分，留十呼；足太阳深五分，留七呼；足少阳深四分，留五呼；足太阴深三分，留四呼；足少阴深二分，留三呼；足厥阴深一分，留二呼。"

以上关于各经刺深和留针呼数，太素本与史崧本的记载相同，但在太素本中，足太阳排位第一，足少阳第二，足阳明第三；其余经脉的排列次序则相同。以不同的足经为首提示着学术观点的不同。

太素本关于六经气血的论述，在"知形志所宜"一节中把阳明放在首位，同时在手足表里经的陈述中把足阳明、太阴放在首位。但在"任脉"一节提到六经气血时，却把太阳放在首位。

王冰本关于六经气血的论述有时以太阳为首，有时以阳明为首。对手足表里经的陈述则以足太阳、少阴为首。

根据以上论述可知，在古代的六经理论中，除了以太阳为首的一派，还有以阳明为首的一派。

《黄帝内经》中多次强调胃和阳明的重要地位和功能。《素问·玉机真藏论篇第十九》中说："胃者，五藏之本也"；《灵枢·玉版第六十》中说："胃之所出气血者，经隧也，经隧者，五藏六府之大络也"；《素问·痿论篇第四十四》中说："阳明者，五藏六府之海"；《素问·阳明脉解篇第三十》中说："阳明者，胃脉也"；《素问·太阴阳明论第二十九》中说："阳明者表也，五藏六府之海也，亦为之行气于三阳。"这些论述中提到的"胃"，与"心"的涵义混淆在一起。

我们记得，《素问·诊要经终论篇第十六》中说过，"阳明终者，口目动作"；《灵枢·经脉第十》"十五络"中足阳明之别的病证有"卒瘖"，"狂癫（史本癫作"巅"）疾（史本无"疾"）"，"足不收，胫枯"，这些都类似《素问·脉解篇第四十九》中的太阳证。《灵枢·寒热病第二十一》则明确指出，"足阳明有挟鼻入于面者"，"属口对入，系目本"。

所以，阳明在某些医家心目中，其地位不亚于太阳。

在逆从六经中，三阳在后；值得注意的是阳明仍位于三阳之首。

三、以少阳为首的六经

《黄帝内经》中除了以太阳为首、以阳明为首的六经，还有一种以少阳为首的六经。

《素问·阴阳类论篇第七十九》中说："春、甲乙、青、中主肝"，"臣以其藏最贵"。

春为四季之首，在太少阴阳四经理论中，它是少阳，与肝相关。在六经理论的《素问·四时刺逆从论篇第六十四》中，肝仍属少阳。

从《素问·至真要大论篇第七十四》中，我们知道肝和胆同属于木。

关于以少阳为首的六经可从《黄帝内经》的下列经文中推测它的大致形态。

《素问·六节藏象论篇第九》中说："人迎一盛，病在少阳；二盛病在太阳，三盛病在阳明；四盛以上为格阳，寸口一盛，病在厥阴，二盛病在少阴，三盛病在太阴；四盛以上为关阴。"

"人迎大一倍于寸口，病在少阳；人迎二倍，病在太阳；人迎三倍，病在阳明"；"寸口大于人迎一倍，病在厥阴；寸口二倍，病在少阴；寸口三倍，病在太阴"。这些经文在史崧本《灵枢·禁服第四十八》中，经脉名称前加了"手"，"足"，而且增加了同名经"足"，"手"的"躁"象。

根据以上记载，这种六经的排列次序是：少阳、太阳、阳明，厥阴、少阴、太阴。这种六经的少阳到了热论六经才与胆相连。但在太素本《热论》中，"少阳主骨"。"少阳主骨"的提法牵涉到一个重大的理论问题。因为骨者髓之府，少阳主骨即少阳主髓。

第六节　少阳主骨的问题

在四经理论中肝属少阳，在六经理论的《素问·四时刺逆从论篇第六十四》中，肝仍属少阳。但少阳并不全都属于胆。

在《素问·玉机真藏论篇第十九》中，"春脉太过则令人善忘，忽忽眩冒而癫（冰本作"巅"）疾"；可见少阳与脑有关。

人们熟知肝主筋，筋与骨关系密切。王冰本《素问·五藏生成篇第十》中说："诸筋者，皆属于节"；太素本此句写做"诸筋者，皆属于肝"。《灵枢·根结第五》中说："枢折即骨繇而不安于地，故骨繇者取之少阳。"

关于"少阳主骨"一说，太素本引全元起注："少阳者，肝之表。肝候筋，筋会于骨，是少阳之气所荣，故言骨"。

　　《黄帝内经》中常见"筋骨"一词。例如《素问·生气通天论篇第三》的"暮而收拒，无扰筋骨"，《素问·著至教论篇第七十五》的"病伤五藏，筋骨以消"；《素问·长刺节论篇第五十五》的"无伤筋骨，伤筋骨，痛发若变"；《灵枢·本藏第四十七》的"筋骨劲强，关节清利"；等等。

　　在《素问·四时刺逆从论篇第六十四》中，筋骨和络脉、经脉、肌肉一起，并列为四季的施刺部位。经文说："春刺筋骨"，"令人腹胀"；"夏刺筋骨"，"令人善怒"；"秋刺筋骨"，"令人寒慄"。

　　在《素问·至真要大论篇第七十四》和《素问·气交变大论篇第七十九》中，我们看到肝病牵累到筋骨。前者的"阳明司天"，"病本于肝"一节中提到"筋骨内变"；后者"岁土不及，风迺大行"一节中提到"筋骨繇复"；"岁水不及"，"复则大风暴发"一节中提到"筋骨并辟"。据《汉语大字典》，辟通"躄"，或擘，擘为剖分之意。

　　如前所述，肝和胆密不可分。所谓少阳主骨，其中无法排除肝的成分，何况肝本来就是少阳。

　　已知肝主怒，且与语言有关。《灵枢·杂病第二十六》中说："怒而多言，刺足少阳。"可见胆与肝的关系密切到什么程度。

　　关于少阳和髓的关系，《黄帝内经》中有以下记载：

　　太素本《刺热篇》中说："热病者，先身重骨痛，耳聋好瞑，刺足少阳（冰本足少阳作"足少阴"），病甚为五十九刺。"

《素问·刺疟篇第三十六》中说："胻酸痛甚，按之不可，名曰胕髓病，以镵针针绝骨出血，立已。"

据《汉语大字典》，胕同"腐"。据《中国医学大辞典》，绝骨在外踝上；绝骨穴即悬钟。

据《灵枢·海论第三十三》，髓海不足有胫酸症，所以这个案例说明刺少阳可治髓病。

《素问·骨空论篇第六十》中说："淫泺（冰本泺后有"胫酸"），不能久立，治少阳之维。"

据《素问·脉要精微论篇第十七》，不能久立为骨病。经文说："骨者，髓之府；不能久立，行则振掉，骨将惫矣。"据张景岳注，维即络。

对于《素问·骨空论篇第六十》中的上述经文，太素本的注释为：淫泺，膝胻痹痛无力也；《古今图书集成医部全录·医经注释》中马莳的注文说："淫泺者，谓似酸痛而无力也。"

《汉语大字典》对"泺"解为酸痛无力；不过这个解释来自《素问·骨空论篇第六十》的上述经文。除此而外，"泺"的字义在《汉语大字典》中都与水有关。

"淫"有放纵、沉溺之意，又指不正当的男女关系。据《康熙字典》，"泺"的音义同"烁"，烁与"铄"通。

《素问·刺要论篇第五十》中有这样的记载："刺骨无伤髓，髓伤则销铄胻酸，体解㑊然不去矣"。

"淫泺"的"泺"改写为"铄"比较合理。（据《汉语大字典》，泺可解为温泉，乐可解为"声色"。这里带"水"的泺和带"金"的铄一样，都是说得通的。）

《灵枢·本输第二》中说："肝合胆，胆者中精之府"，"中"可解为"藏"。所以，这里的本义应该是胆为藏精之府。

《素问·灵兰秘典论篇第八》说："肝者，将军之官，谋虑出焉。胆者，中正之官，决断出焉。"谋虑和决断是很难截然分开的思维过程。肝和胆实为一体。

若把《灵枢·阴阳系日月篇第四十一》所说"甲主左手之少阳"，"乙主左手之太阳"和《素问·阴阳类论篇第七十九》中"春，甲乙，青，中主肝"的说法联系起来，可知这里"其藏最贵"的肝与少阳和太阳都是相关的。换句话说，肝中有太阳的成分。

"少阳主骨"说到底，也就是肝胆主骨，或者肝主身之骨髓。

关于六经之间的关系《黄帝内经》中还有一种说法，即《素问·阴阳离合论篇第六》中的"厥阴之表，名曰少阳"；《素问·太阴阳明论第二十九》中的"太阴、阳明为表里"；《素问·评热病论篇第三十三》中的"巨阳主气，故先受邪；少阴与其为表里也，得热则上从之"。总结起来即太阳与少阴为表里，阳明与太阴为表里，少阳与厥阴为表里。这些说法出现在不同的论篇，也许它们不是同时提出来的。

第七节　六经与五藏的关系

《素问·藏气法时论篇第二十二》中有用六经治疗五藏病

者的经文，表明古代确有应用六经治病的案例。

六经理论在古代中医理论中占有重要地位，尤其是其中还牵涉到各经与五藏的联系。逆从六经中提出的太阳与骨、肾、巅的相关，少阳与筋、肝、目的相关，阳明与脉、心、热的相关，少阴与皮、肺、溲、心的相关，太阴与肉、脾、心腹的相关，厥阴与阴器、狐疝、少腹和心的相关，这些记载对其它类型的六经和中医理论的形成都有重要影响。

六经理论像五藏理论一样，也在不断地发展变化，尤其是三阴与内脏的关系随着医学的进步、医家的认识逐渐提高，不断地变化。

以下我们着重讨论以太阳为首的各种六经与五藏的关系。

在《素问·诊要经终论篇第十六》中，我们看到三阳在头部与目、耳、鼻、口有联系；三阴中厥阴与膀胱、阴器、心、舌有联系；少阴和太阴虽然各有特点，却都有"腹胀闭"和"上下不通"。这种状态表明，这时少阴与太阴在与脏器的相关方面有重叠的部分。至于三阳，除了它们与头脑和头面感官的联系外，分析起来太阳与肺、皮相关（色白、绝汗出）；少阳与肾、肝、筋相关（百节皆纵）；阳明与心、脉相关（善惊、妄言、上下经盛，不仁）。这些都与五藏理论中相应三藏的提法基本一致。

太阳与肺、皮的关联在《黄帝内经》中有相应的记载。《素问·评热病论篇第三十三》中说："巨阳主气，故先受邪"；《素问·刺热篇第三十二》中说："热病始于头首者，刺项太阳而汗出止。""主气"看来是由于肺主气，"汗出"

是由于肺主皮。《素问·热论篇第三十一》中说："人之伤于寒也，则为病热。"这些论点都与《伤寒论》有关；自然，那是《黄帝内经》以后的事了。

从其它六经有关太阳的论述看来，不再强调太阳与肺、皮的联系，而是集中描述脑髓的病证，如头项痛，腰脊强，以及戴眼、反折瘛疭等。太阳与血（即心）的联系也对后世医家有重要的启示。

肺的病证在逆从六经中属于少阴。在脉解六经中少阴有肺证，但这时少阴联系的藏主要是肾了。在《素问·脉解篇第四十九》的阳明中，虽然可能由于心气不足导致水液在藏府的滞留，但是"胫肿"，"上喘而为水"和"腹肿"，都表明肾证的存在。

从《黄帝内经》中的记载看，肾病常表现为少气或（咳）喘。例如《素问·玉机真藏论篇第十九》中的冬脉肾在太过时有"脊脉痛而少气，不欲言"的病证；在《灵枢·癫狂病第二十二》中也有"短气，息短不属，动作气索，补足少阴，去血络也"，"少气身漯漯也，言吸吸也，骨酸体重，懈惰不能动，补足少阴"的记载。

肾病表现为（咳）喘的例证见于以下论篇：《素问·藏气法时论篇第二十二》中，"肾病者，腹大胫肿，喘咳身重"；《素问·逆调论篇第三十四》中，"肾者，水藏，主津液，主卧与喘也"；在《灵枢·杂病第二十六》中，这时的肾开始与水证相关，"中热而喘，取足少阴腘中血络"，"腹大，亦上走胸嗌，喘息喝喝然，取足少阴"。由于肺肾之间的密切关联，

《灵枢·五乱第三十四》中说："气在于肺者，取之手太阴荥、足少阴输"；《素问·水热穴论篇第六十一》中说："少阴者，冬脉也。故其本在肾，其末在肺。"

因此，在《黄帝内经》中我们反复见到"少阴脉贯肾络肺"的记载。这个论点来源于临床观察和实践，并非空穴来风。《素问·热论篇第三十一》的少阴中就写道："少阴脉贯肾，络于肺，系舌本"。

诊要六经中的太阴提到了"皮毛焦"，提示着脾与肺的关联。

《素问·痹论篇第四十三》中说："脾痹者，四支解惰，发咳呕汁。""发咳"为肺证。此外，"四支解惰"反映了脾的肉证，"呕汁"反映了胃证。

《灵枢·热病第二十三》中说："气满胸中，喘息，取足太阴大指之端。"此经文证明刺足太阴可治肺证。

《灵枢·寒热病第二十一》中说："振寒洒洒鼓颌，不得汗出，腹胀烦悗，取手太阴。"这个记载证明手太阴可兼治肺证和脾证。《灵枢》的这篇经文又说："肌寒热、肌痛，毛发焦而唇槁腊，不得汗，取三阳于下以去其血者，补太阴（史本太阴前有"足"）以出其汗。"这条经文指出，太阴对脾证和肺证都有治疗作用。

以上情况表明，手太阴可治脾证，足太阴可治肺证，而太阴可兼治脾证和肺证。

脾属足太阴，肺属手太阴。这些情况对"十二经脉"中肺手太阴和脾足太阴的相关有重要意义。

　　脾曾经居于中央，治中央，灌四傍，所以脾或太阴与其它四藏都有关联。关于脾、脑、肾之间的关系，我们在前面"脾藏地位的变化"中已经进行过讨论。"十二经脉"中对这个问题表达得非常简略，它传达给我们的最明确、最直截的信息是脾足太阴与肾足少阴在舌本相连。

　　我们在《灵枢·邪气藏府病形第四》的"五藏之病变"中也看到了类似的情况。例如，脾有"膈中，食饮入而还出"；肾有"洞者食不化，下嗌还出"；脾有"㿉癃"；肾有"癃㿉"。至于它们与脑髓相关的病证如"瘈疭"、"击仆"、"骨癫疾"、"折脊"之类，则为五藏所共有，不足以显示两者的特性。

　　脾与癃这种病证有关并不值得奇怪。在《素问·六节藏象论篇第九》的藏象中，脾就和三焦、膀胱等同属于至阴之类。

　　在《灵枢·邪气藏府病形第四》"五藏之病变"中还提到"脾脉微大为疝气"。据《中国医学大辞典》，疝气即疝，以其属气痛者多，故名。如前所注，古代对疝的定义比较宽松。这种观点在《素问·五藏生成篇第十》中也有反映。经文说："黄，脉之至也大而虚，有积气在腹中，有厥气，名曰厥疝，女子同法。"在这一节经文里也提到"黑，脉之至也上坚而大，有积气在小腹与阴，名曰肾痹"。可见脾肾都有"积气"，其区别在于脾的积气在腹中，肾的积气在小腹与阴。这一区别的重要意义在于它提示脾与肾的分离，肾进入了厥阴的部位，少腹与阴；脾则留守在腹中（的脾、胃、肠）。

　　由于㿉同癫，据《中国医学大辞典》，阴肿为㿉。又据

《汉语大字典》，癀指阴部病，所引《本草纲目》中称"腹病曰疝，丸病曰癀"。

根据以上情况，在膀胱证的"癃"和阴部病的"癀"方面，脾肾也有共同点。联系到《素问·金匮真言论篇第四》中所说脾"病在舌本"和《素问·热论篇第三十一》中"少阴的贯肾，系舌本"，就可以明白为什么"十二经脉"中的脾足太阴反复地提到舌本。

逆从六经中的阳明与脉、身热、心痹、善惊相关。这使我们立即想起了《素问·阳明脉解篇第三十》和脉解六经中的阳明。

阳明脉解中的阳明除了心证，还有"喘"的肺证。

厥论六经的阳明有"喘咳身热，善惊、衄、呕血"。其中"喘咳"为肾证和肺证；其余为心证，并涉及鼻和胃。

脉解六经的阳明除了脑证、心证，也有肺证、鼻证、胃肠证和肾证。

根据以上论述可知，原属太阳的肺证已经转移到阳明；其次，心与肺关系密切；最后，除了前面提到的肺与肾的相关，现在又出现了心与肾的相关。

在心与肾的关系中，最大的麻烦一方面来自心与胃的混淆，一方面来自少阴与腹内脏器的联系模糊不清，而太阴也纠缠在内。

心和肾的关系是一个重大课题。在根结六经中，少阴与脉有关，也即与心有关。另外，从四经理论开始，肾就属于少阴；到了六经时期，除了"少阴脉贯肾"的论点反复出现以外，又有《素问·脉解篇第四十九》所说的"少阴者，肾也"。

心和肾相关的临床表达见于《灵枢·杂病第二十六》。经文写道："心痛引背，不得息，刺足少阴。"

我们记得《素问·藏气法时论篇第二十二》中有类似心绞痛症状的经文："心病者，胸中痛，胁支满，胁下痛，膺背肩甲间痛，两臂内痛"，其治法为"取其经，少阴、太阳、舌下血者，其变病，刺郄中血者"。

"少阴"、"舌下血者"，都与肾有直接关联。"郄中"应属太阳经。"太阳"和"郄中血者"的取用提示着太阳与心的相关。（自然，太阳本来就是与脑髓有关的。）

太阳的与心相关在四经理论中已经提了出来，"逆夏气则太阳不长，心气内洞"。厥逆六经中的太阳证有"呕血、善衄"。血证与心有关。

《灵枢·杂病第二十六》中说："衄而不衃，血流，取足太阳（此句史本写做"衄而不止，衃血流，取足太阳"）。"据《汉语大字典》，衄同衄，指鼻出血；衃同胚。据《说文解字》，胚，妇孕一月也。

《灵枢·经别第十一》中说，足太阳之别"之（史本之前有"散"）肾，循膂，当心入散"。这是肺从太阳中离开后，太阳与心相关的理论依据。

一段极为重要的、涉及心、肾与太阳关系的经文收录在《素问·至真要大论篇第七十四》中的"太阳之复"。这段经文将在"十二经脉"中加以讨论。

厥逆六经中的太阳有"衄"，阳明有"衄"；脉解六经中的阳明有"鼻鼽"；厥逆六经中的阳明有"衄"；热论六经中的阳明有"侠鼻"，"鼻干"；再加上前面足太阳治疗鼻出血的实际例证，可知太阳和阳明在鼻部相遇不是偶然的。这些经文突出了鼻的特殊地位，而鼻为肺之官。

对于肝和肾之间的特殊关联，我们在《灵枢·邪气藏府病形第四》五藏之病变中已经讨论过了。在六经理论中，还有一些问题值得分析。

（1）厥阴、少阴与腰痛和小便异常的关系

在《素问·厥论篇第四十五》中，厥阴厥逆"挛腰（或接痛），前闭"；厥阴之厥"少腹肿痛，膜（或腹胀），泾溲不利"。

在《素问·刺疟篇第三十六》中，足厥阴疟"腰痛，少腹满，小便不利，如癃状"。

在《素问·诊要经终论篇第十六》中，厥阴终者"善溺"。

在《素问·脉解篇第四十九》中，厥阴"腰脊痛不可以俛仰"，"癃"。

由以上记载可知：首先，厥阴与小便异常的关系非常密切。在上述四篇经文中，厥阴都与小便有关，少阴（暂从略）都与小便无关。其次，在上述四篇经文中，尽管厥阴伴随小便异常者普遍存在，厥阴伴随腰痛者四例中占三例；但再看四篇相应中的少阴（暂从略）就可知，它们都没有小便异常证；并且只在《素问·脉解篇第四十九》的少阴中出现了"腰痛"；其它三例都没有"腰痛"。可见在六经时代，腰为肾之府的概念还处于萌芽状态，与腰关系紧密的是厥阴（肝），不是少阴（肾）。

（2）厥阴、少阴与阴器的关系

在《素问·四时刺逆从论篇第六十四》中，厥阴有"阴痹"，很可能指阴器的病证。

在《素问·厥论篇第四十五》中，厥阴之厥有"阴缩肿"。

在《素问·诊要经终论篇第十六》中，厥阴终者有"卵上缩"。

在《素问·热论篇第三十一》中，厥阴有"囊缩"。

在《素问·脉解篇第四十九》中，厥阴有"癫疝"。

从以上记载看来，厥阴与阴器的关联是明确无疑的；但在这些六经理论中，少阴都不曾与阴器有关。

在以刺法为主的"五藏之病变"中，与阴器有关的为肝和肾。肝有"阴缩"，肾有"阴痿"。

在以药物疗法为主的《素问·至真要大论篇第七十四》中，与阴器有关的记载为"病本于肾"的"阴气不用"。

（3）厥阴（肝）和少阴（肾）的对比

《灵枢·邪气藏府病形第四》中"五藏之病变"告诉我们，肝和肾的病证有某些相同之处。

另一方面，在六经理论中，厥阴和少阴都有较大的变化。

在逆从六经中，厥阴位于少腹和阴部；少阴与皮、肺有关；其"溲血"提示可能与肾、心有关。

在《素问·厥论篇第四十五》中，厥阴之厥涉及小便不利、阴缩肿；厥阴厥逆涉及挛腰（痛）、前闭、谵言。少阴之厥涉及的腹满心痛、口干溺赤；少阴厥逆涉及的是虚满呕变，下泄清（或青）。

在《素问·刺疟篇第三十六》中，足厥阴疟的病证为"腰痛、小便不利"、"意恐惧"；足少阴之疟的病证为"呕吐甚"、"欲闭户（牖）而处"。

在《素问·诊要经终论篇第十六》中，厥阴终者表现为"中热嗌干、善溺心烦、舌卷、卵上缩"；少阴终者表现为"面黑、齿长而垢、腹胀闭、上下不通"。

在《素问·热论篇第三十一》中，"厥阴脉循阴器而络于肝，故烦满而囊缩"；"少阴脉贯肾、络于肺、系舌本"。

在根结六经中，厥阴"结于玉英，络于膻中"；少阴"结于廉泉"。

在《素问·脉解篇第四十九》中，厥阴与腰痛、癫、癃、疝、肤胀、嗌干热中有关；少阴与肾、肺、心（胃）、肝有关，但病证限于腰以上，未涉及腰以下。

通过厥阴（肝）和少阴（肾）的对比，可知虽然在五藏理论的"五藏之病变"中肝、肾有许多共同之处，但从六经理论看来，少阴与厥阴最大的区别是少阴与阴器和小便异常无关。

看来少阴与阴器和膀胱的关系值得进一步关注。而据《素问·至真要大论篇第七十四》，肾病是确实有"阴器不用"和"不得小便"的病证的。

第八节　《素问·脉解篇第四十九》的启示

《素问·脉解篇第四十九》中有关六经病证的论述对后来的"十二经脉",包括《灵枢·经筋第十三》在内,都有深刻的影响。

一、太阳与少阴或脑与肾的紧密关联

脉解六经中的太阳有明显的筋证和脑证,例如"强上引背"、"偏虚为跛"、"狂癫(素本癫作"巅"疾)"等;但同时提到了"肾"和"少阴"("此肾虚也;少阴不至者,厥也")。

在"十二经脉"中,手足太阳和手足少阴表现了特殊的密切关系;在《灵枢·经筋第十三》中我们看到足太阳之筋与足少阴之筋在枕骨的相合。

二、脉解六经中的阳明证除了重复《素问·阳明脉解篇第三十》中的高热和神明紊乱的心证以外,还提到了"胫肿而股不收"、"上喘而为水"、"所谓胸痛少气者,水气在藏府也"。这些与"十二经脉"中胃足阳明的"大腹水肿"(史本)或"腹外肿"(太素本)是一致的。

此外,脉解阳明证中还说:"阳明并于上,上者则其孙脉(素本脉作"络")太阴也,故头痛、鼻衄、腹肿也。""头痛"为脑证,"鼻衄"为肺证,腹肿像水证,可能为肾证,但不排除胃肠证。这些病证也许反映的是以太阴、阳明为首的六经理论的存在。

上述经文首先让我们想到的是,若"太阴"不是"太阳"的误写，则在脉解六经中太阴也应该是上头的（如前所述，厥逆六经中太阴和太阳是相通的）。《素问·脉解篇第四十九》中有关太阴证的经文非常简单，仅限于对胃肠证的描述，可能有经文的缺失。

无论如何，"头痛"的出现表明阳明是上头的；"鼻衄"的出现表明阳明与鼻有关；"腹肿"的出现，如前所述，与"水气在藏府"的说法是一致的。

我们若把以上《素问·阳明脉解篇第三十》中的阳明证与"十二经脉"中胃足阳明的病证对比一下，就可以发现它们之间有重要的相似之处。

三、《素问·脉解篇第四十九》中少阴证中的"目䀮䀮无所见"、"少气善怒"、"恐如人将捕之"、"恶闻食臭"、"面黑如地色"、"咳则有血"与"十二经脉"中肾足少阴病证中的"目䀮䀮无所见"、"善恐，心惕惕如人将捕之"、"饥不欲食"、"面黑如地色（史本此句作"面如漆柴"）"、"咳唾则有血"极为相似。

脉解少阴中没有提到膀胱和阴器的病证，也没提到水证；"十二经脉"中的肾足少阴同样也没有提到膀胱证、阴器证和水证。

四、肝肾角色的转换

在脉解少阴证中，我们见到了"少阴所谓腰痛者，少阴者，肾也"。这是我们熟悉的"腰为肾之府"观点的体现。然而在脉解厥阴证中我们又见到更为严重的腰痛，"腰脊痛不可以俛仰"。看来这时的腰与少阴肾和厥阴肝都有联系，且以厥阴肝为主。

在脉解厥阴证中，除严重的腰脊痛外，还有小便不通的"癃"，其直接后果为"少腹肿"；以及水代谢障碍的"肤胀"，阴器病证的"癫疝"，和"嗌干热中"的心证。

由此可见，脉解六经中的厥阴几乎行使了后世中医的少阴肾的功能。关于从厥阴肝到少阴肾的转变，我们在前面"六经和五藏的关系"一节中已经讨论过了。这里再考虑以下两项记载的理论上的意义。

1. 《素问·藏气法时论篇第二十二》中的"肝病者"。

"肝病者"中提到的病证有"善怒"、"目䀮䀮无所见"、"善恐，如人将捕之"。这些肝的病证实际上是脉解六经中少阴肾的病证。此例表明肾证转移到肝。

2. 《素问·五藏生成篇第十》中的"肾痹"

经文写道："黑，脉之至也，上坚而大。有积气在小腹与阴，名曰肾痹。"可见这里肾病的部位在"少腹与阴"。

我们记得《素问·四十刺逆从论篇第六十四》中厥阴的发病部位也在"少腹与阴"。如果把肾和少阴联系起来，把肝和厥阴联系起来，就可以设想肝、肾，厥阴、少阴在理论上是可以转换的。

根据以上分析，可知《素问·脉解篇第四十九》中少阴肾与腰痛的相关反映了厥阴肝向少阴肾转换的一种过渡状态。这里讨论的腰痛，只指"腰痛"证，不是"腰（脊）痛不可以俛仰"的腰痛（详细的讨论见后）。

第六章　从刺脉到刺穴

　　《黄帝内经》中有刺脉治病的案例，刺脉合并刺穴的案例，也有单用刺穴治病的案例。刺脉合并刺穴反映了从刺脉到刺穴的过渡。为了证明这一推测，请看下列记载：

　　《灵枢·五邪第二十》："邪在肝"，"取之行间以引胁下，补三里以温胃中，取血脉以散恶血，取耳间青脉以去其瘈（史本瘈作"挈"）"；"邪在肾"，"取之涌泉，视有血者尽取之"。

　　《灵枢·五乱第三十四》："气在于臂足，取之先去血脉，后取其阳明、少阳之荥输。"

　　《灵枢·卫气第五十二》："气在腹者，止之背输与冲脉于脐左右之动脉者。"

　　《内经》中的记载告诉我们，古人已经在人体发现了大量的有效施刺点；例如《素问·气穴论篇第五十八》中说："气穴三百六十五，以应一岁"；"谿谷三百六十五穴会，亦应一岁"；"孙络三百六十五穴会，亦以应一岁"。从这三种不同的说法，可知那时谿谷刺法和孙络刺法都达到了很高的水平，而且已经发现了大量的穴位。

　　在《灵枢·寿夭刚柔第六》中，我们看到了"刺有三变"的说法，"有刺营者，有刺卫者，有刺寒痹之留经者"，"刺营者出血，刺卫者出气，刺寒痹者内热"。"内热"实际上指用燔针或药慰治病。太素本《内经》中对"刺寒痹内热奈何"的回答是"刺布衣，必火焠，刺大人者药熨之"。根据《灵枢·寿夭刚柔第六》中的说法，古人已经从皮、肉、筋、骨、脉广泛应用的刺灸方法中总结出刺营和刺卫两种基本的刺灸法和刺灸理论。

刺营和刺卫的两派最终在观点上趋于一致，这种一致也许与古人注意到在刺穴时往往也伴出血现象有关。笔者认为《灵枢·营卫生会第十八》"血之与气，异名同类焉"的提法不一定全指人体血液的大循环而言。

在讨论刺卫和刺营以前，有必要回顾《黄帝内经》中有关营卫气血的论述。

《灵枢·营卫生会第十八》中说："人受气于谷"，"五藏六府皆以受气；其清者为营，浊者为卫；营在脉中，卫在脉外，营周不休，五十而复大会，阴阳相贯，如环无端。卫气行于阴二十五度，行于阳二十五度，分为昼夜；故气至阳而起，至阴而止"。

根据上述记载，可知营气和卫气有不同的循行规律。营气阴阳相贯，如环无端，一日夜行五十周于身；卫气则白天行阳二十五度，夜晚行阴二十五度。此外，营气行于脉内，而卫气行于脉外。

营气和卫气都与人的感觉和运动功能有关。《素问·逆调论篇第三十四》中说："荣气虚则不仁，卫气虚则不用，荣卫俱虚，则不仁且不用。"《素问·风论篇第四十二》则强调卫气在感觉方面的功能，经文说："卫气有所凝而不行，故其肉有不仁也。"《灵枢·刺节真邪第四十五》也强调卫气的感觉功能，"卫气不行，则为不仁"。

　　关于卫气的功能，《灵枢·本藏第四十七》还有以下记载："卫气者，所以温分肉，充皮肤，肥腠理，司关阖者也"，"卫气和则分解滑利（史本此四字作"分肉解利"），皮肤调柔，腠理致密矣"。

第七章　卫　　气

第一节　卫气循环

　　《灵枢·营卫生会第十八》中说："营在脉中，卫在脉外，营周不休。"在《灵枢·营卫生会第十八》的基础上，《灵枢·大惑论第八十》进一步指出卫气与人的清醒和睡眠有关，或者说与人白天有意识的状态和夜晚睡眠时的无意识状态有关。经文说："卫气者，昼日常行于阳，夜行于阴。故阳气尽则卧，阴气尽则寤。"据《汉语大字典》，卧可解为睡；寤为睡醒。（请注意这段经文中的"常"字。在《灵枢·卫气行第七十六》，此处无"常"；但从其下的陈述可知有"常"。卫气行在"其始入于阴"（夜间）时才说，"常从足少阴注于肾"，等等。）

　　《灵枢·卫气行第七十六》对卫气循行规律作了详细、具体的陈述。经文说："天有二十八宿而面（史本面前有"一"）有七星"，"房至毕为阳，昴至尾为阴。阳主昼，阴主夜。故卫气之行，一日一夜五十周于身。昼日行于阳二十五周，夜行于阴二十五周（史本接"，周"）于五藏"。

　　"是故平旦阴尽，阳气出于目，目张则气上行于头，循项下足太阳，循背下至小指之端；其散者，别于目兑眦，下手太阳，下至手小指之端（史本端作"间"）外侧；其散者，别（史本接"于"）目兑眦，下足少阳，注小指次指之间，以上循手少阳之分，下（史本下前有"侧"）至小指次指（史本无"次指"）之间；别者（史本接"以上"）至耳前，合于颌（史本颌作"颔"，同颌）脉，注足阳明（史本明后有"以"）下行至跗上，入五指之间；其散者，从耳下下手阳明（史本明后有"入"）大指之间，入掌中。其至于足也，入足心，出内踝，下行阴分，复合于目为一周。"

　　根据以上记载可知，卫气行于阳的"阳"，指的是体表的阳，包括脑在内；卫气行于阴的"阴"，指的是体内的五藏。因此卫气所走行的部位都是沿着阳经，即足三阳和手三阳，而且在白天它也经常从足心下行阴分，复合于目，故为一周。

　　太素本《黄帝内经》中说："脑者，阳也。"据《灵枢·大惑论第八十》等记载，目与脑是相连的。因此，"平旦阴尽，阳气出于目"提示着卫气与脑有关。

　　《灵枢·卫气行第七十六》的重要意义在于它解释了人在清醒时有知觉和感觉的问题（包括人体浅层和深层的）。卫气虽行于阳，但它随时与五藏和脑保持着联系。它也解释了人的入睡和觉醒的机理。

　　《灵枢·卫气行第七十六》在上述引证的经文以后讨论的是"人气"的循环。关于人气，《灵枢·顺气一日分为四时第四十四》中也有论述。人气可以包括卫气，但卫气不等同于人气。卫气有保卫作用，人气则涵盖的内容更为宽泛，这里暂不讨论。

第二节　刺卫的治疗功效

如前所述，黢谷穴位的发现与刺卫直接有关。

一、刺卫治气病

《素问·调经论篇第六十二》中说："病在气，调之卫。"

《素问·痹论篇第四十三》指出，卫气"水谷之悍气也，其气慓（冰本慓作"慓"）疾滑利，其（冰本无"其"）不能入于脉，故循皮肤之内（冰本内作"中"），分肉之间，熏于胃募（冰本胃募作"肓膜"），散于胸腹，逆其气则疾（冰本疾作"病"），顺（冰本作"从"）其气则愈"。

《灵枢·寿夭刚柔第六》中说："卫之生病也，气痛时来时去，怫愾贲响，风寒客于肠胃之中。"据《汉语大字典》，怫，郁结之意；愾，满也。

《素问·调经论篇第六十二》中还提到，"刺微奈何"；对曰，"取分肉间，无中（史本接"其"）经，无伤其络，卫气得复，邪气乃索"。

二、刺卫治疟病

疟疾的发作有极其特殊的周期性和定时性。古人认为此病的发作与卫气的循行规律有关。

《素问·疟论篇第三十五》指出，"卫气者，昼日行（冰本行接"于"）阳，（冰本有"夜行于阴"），此气得阳而（冰本而后有"外"）出，得阴而内薄，（冰本接"内外相薄"），是以日作"。

关于疟疾的间日而作，《素问·疟论篇第三十五》中说："其气之舍写（冰本写作"深"），内薄于阴，阳气独发，阴邪内著，阴与阳争不得出，是以间日而作。"

关于发作时间的提前、错后，《素问·疟论篇第三十五》也作了解释："邪气客于风府，循胎（冰本胎作"膂"）而下。卫气一日一夜大会于风府，其明日日下一节，故其作也晏，此先客于脊背也。每至于风府则腠理开，开（冰本开前有"腠理"）则邪（冰本接"气"）入，邪（冰本接"气"）入则病作，此以（冰本作"以此"）日作稍益晏者也。其出于风府，日下一椎（冰本椎作"节"），二十一（冰本一作"五"）日下至骶骨，二十二（冰本二作"六"）日入于脊内，注胎（冰本胎"伏膂"）之脉，其气上行九日，出于缺盆之中，其气日高，故（冰本接"作"）日益早"。

对于"卫气日下一节，其气之发也，不当风府"的"日作"，《素问·疟论篇第三十五》的解释为"卫气之所在，与邪气相合，则病作"，"风无常府，卫气之所发也，必开其腠理，气（冰本气前有"邪"）之所舍（冰本舍作"合"），即其府高已（此五字冰本作"则其府也"）"。

对于疟病的治疗，古人总结了以下经验："夫疟之未发也，阴未并阳，阳未并阴，因而调之，真气得安，邪气乃已（冰本已作"亡"）。故工不能治其已发，为其气逆也"。（《素问·疟论篇第三十五》）

"凡治疟，先发如食顷，乃前（冰本无"前"）可以治，过之则失时"；"刺疟者，必先问其病之所先发者，先刺之"；

"先其发时如食顷而刺之，一刺则衰，二刺则知，三刺则已"。

"十二疟者，其发各不同时，察其病形，以知其何脉之病也。"（《素问·刺疟篇第三十六》）

"疟之且发，阴阳之且移，必从四末始"，"故先其时坚束其处，令邪气不得入，阴气不得出，后（冰本作"审侯"）见之在孙络盛坚而血者，皆取之"。据《汉语大字典》，侯通"候"。

看来正是由于治疟的需要，古人才对卫气在人体的循行规律作出了《灵枢·卫气行第七十六》中的描述。因此，刺卫的理论主要讲手足的六条阳经；必要时也加用或采用其它经。

《素问·气府论篇第五十九》介绍了足、手六阳的脉气所发各若干穴，它们的排列都是从头部的某个部位开始，向下走到手足的末端。这样的陈述很像卫气的下行，也像是脉管的下行。但卫气行于脉外，不在脉中。笔者推测，这可能是刺卫治病演进到刺穴治病，也很可能是刺疟沿经脉取穴的经验的总结。这六条阳经或许就是黪谷的理论。

至于气府论手足六阳脉下面提到的督脉二十八穴、任脉二十八穴、冲脉二十二穴，也都是自上而下排列的，全都属于卫气下行的系列。

气府论最后提到"足少阴舌下，厥阴毛中急脉各一，手少阴各一，阴阳跷各一"等。它们和上面提到的督、任、冲三脉一样，都是刺疟值得选用的穴位。

《灵枢·根结第五》中提到的六条阳经为"足太阳根于至阴，溜于京骨，注于昆仑，入于天柱飞扬也"，等等；它们根起手足末端，向心入注，很像是《灵枢·本输第二》的理论，但它们的走行远远超过了膝和肘。

《灵枢·根结第五》中的这六条"根"、"溜"、"注"、"入"的阳经难道也像《素问·气府论篇第五十九》中的六条阳经一样，也用于治疗卫气病证和疟疾吗？但是这里的六阳经和"气府论"中的六阳经有一点是不同的，即"根结篇"六阳经的基础是本输理论，或经脉理论；而气府论六阳经的基础是豁谷理论，或卫气理论。

针灸界有子午流注一派，他们的理论基础之一就是卫气的循行规律。

第八章　营气与营气循环

在《素问·太阴阳明论第二十九》中，我们发现六经脉气有循环的迹象。"阴气从足上行至头，而下行循臂至指端；阳气从手上行至头，而下行至足。"这是中医有关阴阳经气循环走行，以头为枢纽的理论的最原始的表达。

《灵枢·逆顺肥瘦第三十八》中关于脉行之逆顺的讨论也提出了类似的、有关手足十二经走行规律的问题。经文回答说："手之三阴，从藏走手；手之三阳，从手走头；足之三阳，从头走足，足之三阴，从足走腹。"

古人通过观察日月星辰的周期性运转和自然界四季的更替性变化，形成了天人相应的理念；其中也包括了对人体各项机能的循环往复、不断变化的领悟在内。

在刺脉出血这种疗法的基础上，古人对人体的脉管系统进行过认真的观察并总结了许多经验和教训。人体的脉管虽然可以按照它们上下、前后、左右、内外、深浅的分布来划分为阴阳两类，但是古人终于发现脉管真正的阴阳属性表现在三个方面。《素问·阴阳别论篇第七》中指出，"脉有阴阳"，"所谓阴阳者，去者为阴，至者为阳；静者为阴，动者为阳；迟者为阴，数者为阳"。

后世在桡动脉寸关尺部按脉的医师把上述经文中的"迟"、"数"解释为脉搏频率的慢和快，当然慢和快也有阴阳之别。不过经文原来并非指后世的脉诊而言。据《汉语大字典》，"数"可作疾速解；迟作徐行解。所以全文原来的意思是血流去者为阴，血流来者为阳；脉静者为阴，脉动者为阳；血流缓慢者为阴，血流疾速者为阳。

现代医学把血管分为动脉和静脉两大系统，其实中医在古代就认识到这一点了。

既然脉有这样的阴阳，则去者在血流量上必然要与来者相等；一个肢体如此，全身也是如此。这是古代医家不得不考虑的一个气血走行存在循环的问题。

按照同样的逻辑，则阴脉和相表里的阳脉之间只有"至来"、"迟数"、"静动"的区别，并无尊卑高下之分，两者是平等的。相应的阴阳经若不平等，就会失去平衡，不再和谐。一个肢体如此，全身也是如此。

于是在以肺为首的理论家看来，不仅藏与府是平等的，阴经与阳经之间也是平等的。

《灵枢·本输第二》提出了以肺为首的五藏六府脉向心流注，手不过肘，足不过膝的论点。其中对阴脉和阳脉的区分不够严格，也没有表达出气血循环的理念。例如"尺泽，肘中之动脉也，手太阴经也"，阴经中不应有动脉；足少阴经的阴谷"按之应手"也不符合阴静阳动的规律。既然五藏六府脉全都向心流注，为什么没有考虑到离心流注的问题？所以从理论上看，本输的论点尚不完善。

　　古人对人体的循环系统是进行过认真观察和分析研究的。太素本《灵枢·邪客第七十一》中写道，"手太阴之脉，出于手大指之端"，"内屈，与手少阴心主诸络会于鱼际，数脉并注"，"入腋下，内屈走肺"。

　　上述经文明确地告诉我们，来自手太阴中的肺气和来自手少阴心主的心气是在鱼际处混合后才回心的。尽管从现代医学的观点看来在鱼际混合的说法不能成立，但是肺气和心血交换的存在不能否定；只是交换的地点主要在肺部和心脏罢了。《灵枢·营卫生会第十八》中说过："中焦亦并胃中，出上焦之后，此所受气者"，"其精微上注于肺，乃化而为血，以奉生身，莫贵于此，故独得行于经隧，命曰营气。"从这个记载看，有的医家已经观察到精微者是在肺部化而为血的。

　　至于"血之与气，异名同类"的说法，经文解释为营气和血的异名同类。然而这也不妨碍我们把气理解为肺气，把血理解为心气。

　　《灵枢·动输第六十二》中有一段解释足少阴因何而动的经文："冲脉者，十二经之海也，与少阴之大络起于肾下，出于气街，循阴股内廉，邪之腘中，循胫骨内廉，并少阴之经下入内踝之后，入足下；其别者，邪入踝，出属跗上，入大指之间注诸络，以温足胫，此脉之常动者也。"

　　这段经文显然叙述的是主动脉下行段的走行分布。尽管不够准确，也不够全面，但是证实了古人确对主动脉系统进行过活体状态下的观察。但尸检时是无法得出足少阴在动，并且这动是与冲脉有关的。从"十二经之海"的提法可知冲脉相当于该篇中所说的"足阳明胃脉"。《灵枢·经水第十二》中说："足阳明，五藏六府之海也，其脉大，血多气盛。"

以上记载表明古人对人体的循环系统进行过活体和尸体状态下的观察。在作这些检查的时候，古人没有现代化的锋利小巧的解剖器械，其描述有不够准确的地方完全可以理解、体谅。我们不应苛求于古人。

到了《灵枢·营气第十六》，终于出现了当时最先进的气血循环理论。为了阴阳脉来去的平衡，必须增加一条阴脉才能顺利地进行循环，这恐怕是"十二经脉"从《灵枢·本输第二》中本输的十一条变为十二条的一个重要原因。

第一节　《灵枢·营气第十六》的原文

"营气之道，内谷为宝，谷入于胃，乃传之肺，流溢于中，布散于外，精专者行于经隧，常营无已，终而复始，是谓天地之纪。故气从太阴出，注于（史本于作"手"）阳明，上行至面（史本无"至面"），注足阳明，下行至跗（史本接"上"），注大指间，与太阴合，上行抵脾（史本脾作"髀"），从脾注心中，循手少阴出腋下臂，注小指之端（史本无"之端"），合手太阳，上行乘腋出䪼，内注目内眦，上巅下项，合足太阳，循脊下尻（史本接"下"）行，注小指之端，循足心注足少阴，上行注肾，从肾注心，外散于胸中，循心注（史本注作"主"）脉，出腋下臂，入（史本入作"出"）两筋之间，入掌中，出中指之端，还注小指次指之端，合手少阳，上行注膻中，散于三焦，从三焦注胆，出胁注足少阳，下行至跗上，复从跗注大指间，合足厥阴，上行至肝，从肝上注肺，上循喉咙，入颃颡之窍，究于畜门。其支别者，上额循巅下项，中循脊入骶，是督脉也，络阴器上，过毛中，入脐中，上循腹里入缺盆，下注肺中，复出太阴，此营气之行（史本之行作"之所行也"），逆顺之常也。"

据《汉语大字典》，究可解为达、穷尽或遍及。

畜门：据太素注，指鼻孔；据《类经》注，指喉咙上通鼻之窍门也；据《古今图书集成医部全录·医经注释》张志聪注，"颃颡，鼻之内窍；畜门，鼻之外窍"。

《灵枢·营气第十六》论述的营气"常营无已，终而复始"是中医发现人体血液循环的有力证据。加上中医对脉外卫气循环和"气之与血，异名同类"的认识，可知古人不仅发现了脉内营气的循环，也发现了脉外卫气的循环。

"十二经脉"不是《灵枢·营气第十六》的延展和补充。营气循环只不过为"十二经脉"的作者提供了展现其创新理论的一条思路而已。为了解读这篇珍贵的"十二经脉"，我们需要对一些有关的问题加以讨论。

第二节　《灵枢·营气第十六》与"十二经脉"的关系

"十二经脉"遵循《灵枢·营气第十六》营气循环的理论，使十二经依次相接，循行不已，如环无端。我们若在《灵枢·营气第十六》所述营气循行所过部位的基础上加以相应的文字，几乎就会形成"十二经脉"。

（肺手）太阴→（大肠手）阳明→（胃）足阳明→（足太阴）脾→（心）手少阴→（小肠）手太阳→（膀胱）足太阳→（肾）足少阴→心主脉（手厥阴心包络）→（三焦）手少阳→（胆）足少阳→（肝）足厥阴→肝→肺→畜门→督脉

但是仔细分析营气走行与"十二经脉"的走行，我们发现它们有同有异。

1. 《灵枢·营气第十六》一开始提出的"营气之道，内谷为宝，谷入于胃，乃传之肺"与肺手太阴之脉"起于中焦，下络大肠，还循胃口，上膈属肺"是一致的。肺气来自中焦提示着足太阴与手太阴的同名经的相接。

2. 《灵枢·营气第十六》中又说："气从太阴出注于（史本于作"手"）阳明，上行至面（史本无"至面"），注足阳明。"这里太素本和史崧本在经文上有重要差别，即存在气从太阴出发以后是通过阳明才注足阳明，还是直接由手阳明注足阳明的问题。阳明在逆从六经中主脉和心。通过阳明注足阳明说的是营气从心出发，然后进入手足十二经。而从手阳明注足阳明则没有显示心的作用，只是手足十二经的循环。

3. 按照太素本的写法，"循心注脉"；按照史崧本的写法，"循心主脉"。增加了心主脉意味着增加了"心主"一藏，而《灵枢·营气第十六》中未提及此藏。

4. 《灵枢·营气第十六》按太素本，其心脉"入掌中，出中指之端，还注小指次指之端"。"出中指之端"的说法与《灵枢·本输第二》"心出于中冲"的说法一致。此外，若按史崧本的写法，把"心注脉"变成"心主脉"，则这里的心主脉的终末与"十二经脉"中心主手厥阴心包（络）之脉的终末分枝一致，即"循中指，出其端"。所以心脉本来与中指有关。到了手厥阴与中指有关时，心脉就转移到"循小指之内，出其端"了。

5.《灵枢·营气第十六》对内脏间的关系有"从脾注心"，"从肾注心"，"从三焦注胆"，"从肝上注肺"等简捷的说明。"十二经脉"则强调藏阴经与府阳经的表里成对，和这种成对经脉的依次循环；但最后也说"从肝别贯膈，上注肺"，实际上也承认除了藏府互相属络的关系以外，也有藏与藏之间的直接联系。

6.《灵枢·营气第十六》明确提到了营气到达肝藏后的两条回路，一条直接回肺，一条通过督脉回肺。"十二经脉"对后一条回路只说"与督脉会于巅"，似乎过于简略，原因待考。

其实肝足厥阴起于大趾丛毛之（史本接"际"）上，脾足太阴起于大趾之端，两者同在一趾，相距甚近；脉气在大趾完全有会合的机会。所以，肝足厥阴有可能通过脾足太阴的中焦到达手太阴。这条路是否即肝足厥阴之脉中所说的"其支者，复从肝，别贯膈，上注肺"，有待考证。

无论如何，《灵枢·营气第十六》描述的督脉与"骨空论"中的督脉是一致的。

第九章　手足十二经

从《黄帝内经》中的记载看，六经分化为手足十二经之后，出现了三种情况：其一是手足同名经具有相同或相似的治疗作用或适应证，我们可以把它视为六经理论的延续；其二是手足十二经的阴阳配对使用在治疗五藏病证时，多余的一对叠加在另一对上，形成似乎是五藏与五对经脉相对应的局面；其三是手足十二经的每一条各自为战，单独发挥作用，于是藏高贵、府低贱的局面完全崩溃，大家平起平坐。

第一节　手足同名经

六经演变为手足十二经时，手足经同名是最简便的一种命名方式。如手厥阴和足厥阴，手少阳和足少阳。

《素问·皮部论篇第五十六》提到，它的六经"上下同法"。太素本"人迎脉口诊"一节中有这样的记载："所谓平人者不病，不病者，脉口人迎应四时也，上下相应而俱往俱来也，六经之脉，不结动也"；"人迎一盛，病在足少阳；一盛而躁，病在手少阳。人迎二盛，病在足太阳；二盛而躁，在手太阳。人迎三盛，病在足阳明；三盛而躁，在手阳明。人迎四盛且大且数者，名曰溢阳，溢阳为外格。脉口一盛，病在足厥阴；一盛而躁，在手心主。脉口二盛，病在足少阴；二盛而躁，在手少阴。脉口三盛，病在足太阴；三盛而躁，在手太阴。脉口四盛且大且数者，命曰溢阴，为内关，内关不通，死不治"。

这种诊法告诉我们，手足同名经有相似的脉象，区别只在于是否伴有躁象。这种情况也表明手足同名经能够治疗类似或同样的病证。《内经》中的例证如下：

一、足太阳与手太阳

"手太阳脉（冰本无"脉"）厥逆，聋（冰本聋前有"耳"），泣出，项不可以顾，腰不可以俛仰，治主病者。"（《素问·厥论篇第四十五》）

现将这些经文分析如下：

"浮为聋"。（见《素问·脉解篇第四十九》的"太阳证"）

"泣出，补天柱经侠颈。"（见《灵枢·口问第二十八》）《灵枢·寒热病第二十一》中说："足太阳也，名曰天柱。"

"项痛不可俛仰，刺足太阳；不可以顾，刺手太阳也。"（见《灵枢·杂病第二十六》）

"足太阳令人腰痛引项脊尻背如重状，刺其郄中太阳正经出血。"（见《素问·刺腰痛篇第四十一》）

以上分析可以证明手太阳与足太阳可治相同或类似的症候。

此外，太素本中有这样的记载，"衄而不衃，血流，取足太阳；衃取手太阳，不已，刺腕骨下；不已，刺腘中出血"。这些经文在史崧本写做"衄而不止，衃血流，取足太阳；衃

血，取手太阳，不已，刺宛骨下；不已，刺腘中出血"。据
《汉语大字典》，衃指赤黑色的瘀血；又同"肧（胚）"。

二、足阳明与手阳明

"喉痹不能言，取足阳明；能言，取手阳明"；"疟不渴，
间日而作，取足阳明；渴而日作，取手阳明"；"齿痛不恶清
饮，取足阳明；恶清饮，取手阳明"。（《灵枢·杂病第二十
六》）

此外，《素问·厥论篇第四十五》中说："足阳明脉厥逆
（王冰本作"阳明厥逆"），喘咳身热。"《素问·缪刺论篇第
六十三》中说："邪客于手阳明之络，令人气满，胸中喘息而
支胠，胸中热。"

《灵枢·杂病第二十六》："聋而痛者，取手阳明。"《素
问·缪刺论篇第六十三》中说，足阳明与手足少阴太阴五络
"皆会于耳中"。

三、足少阳与手少阳

"耳聋，取手足（史本无"足"）小指次指爪甲上与肉交
者，先取手，后取足。"（《灵枢·厥病第二十四》）

四、足太阴与手太阴

"外热与（史本与作"内"）热相搏"，"腠理闭塞不汗
（史本不汗作"则汗不出"）"，"补手足（史本作"足手"）
太阴以出（史本出作"去"）其汗"。（《灵枢·刺节真邪篇第
七十五》）

"热病（史本热后有"而"）汗且出，及脉顺可汗者，取之鱼际太渊，大都太白。写之则热去，补之则汗出。"（《灵枢·热病第二十三》）鱼际、太渊为手太阴穴，大都、太白为足太阴穴。

"振寒洒洒鼓颔，不得汗出，腹胀烦悗，取手太阴。"（《灵枢·寒热病第二十一》）这里有肺主皮的表证，又有腹胀烦悗的里证，手太阴兼顾了足太阴。

"气满胸中，息喘（史本作"喘息"），取足太阴大指之端，去端（史本端作"爪甲"）如韭（史本韭作"薤"）叶，寒则留之，热则疾之。"（《灵枢·热病第二十三》）这里用足太阴治手太阴的肺证。

五、足少阴与手少阴

"厥头痛，贞贞头重而痛，写头上五行行五，先取手少阴，后取足少阴。"（《灵枢·厥病第二十四》）

"手足少阴太阴足阳明之络，此五络皆会于耳中。"（《素问·缪刺论篇第六十三》）

六、手心主与足中指

据《灵枢·邪客篇第七十一》，"心主之脉，出于中指之端"。

"耳鸣，取手足（史本无"足"）中指爪甲上，左取右，右取左，先取手，后取足。"（《灵枢·厥病第二十四》）

七、复合的手足同名经共用

"头半寒痛"，"先取手少阳、阳明，后取足少阳、阳明"。(《灵枢·厥病第二十四》)

"疟方欲寒，刺手阳明、太阴，足阳明、太阴"。(《素问·刺疟篇第三十六》)

"狂始生"，"治之取手太阴、阳明，血变而止；后取足太阴、阳明"；"狂者多食"，"治之取足太阴、太阳、阳明，后取手太阴、太阳、阳明"。(《灵枢·癫狂病第二十二》)

第二节　手足十二经的阴阳配对

如上所述，六经分化为手足十二经的最简单的命名方式是手足同名。当手足十二经中加入了皮部六经，或心主成分的时候，手厥阴就变成了手心主。

以阴经为首的六经分化为手足十二经在《黄帝内经》中有两种形式。其一为"十二经脉"，我们留待后面讨论。其二为"十五络"中所透露者；其排列次序为手三阴，手三阳，足三阳，足三阴。其中似有由阴转阳，由阳转阴的循环之意。

以阳经为首的六经分化为手足十二经者在《黄帝内经》中有多种形式。通常为足三阳，足三阴，手三阳，手三阴。这里看不出阴阳之间存在循环转化的迹象。

集中表现手足十二经阴阳表里相配的经文见于《素问·血气形志篇第二十四》和《灵枢·九针论第七十八》。

《素问·血气形志篇第二十四》："足太阳与少阴为表里，

少阳与厥阴为表里，阳明与太阴为表里，是为足阴阳也；手太阳与少阴为表里，少阳与心主为表里，阳明与太阴为表里，是为手之阴阳也。"

《灵枢·九针论第七十八》："足阳明太阴为表里，少阳厥阴为表里，太阳少阴为表里，是谓足之阴阳也；手阳明太阴为表里，少阳心主为表里，太阳少阴为表里，是谓手之阴阳也。"

从以上记载可以看出，手足十二经是表里配对的。虽然前者以足太阳、足少阴为首，后者以足阳明、足太阴为首，且在配对后的排列次序上有所不同，但是各表里经配对的情况是相同的。

这种手足表里经的配对具有临床意义，这种意义最早表现在五藏尚未完全肯定命名的《素问·五藏生成篇第十》中。它可以指医生施刺的对象，也可以指医生为了诊断何藏有病而采用的脉诊对象。经文写道：

"头痛癫疾（冰本癫作"巅"），下虚上实，过在足少阴、巨阳，甚则入肾。"

"徇蒙招尤，目冥耳聋，下实上虚，过在足少阳、厥阴，甚则入肝。"

"腹满䐜胀，支鬲胠胁，下厥上冒，过在足太阴、阳明。"

"咳嗽上气，厥在胸中，过在手阳明、太阴。"

"心烦头痛，病在鬲中，过在手巨阳、少阴。"

这样的手足表里经配对使用还见于《素问·藏气法时论篇第二十二》和《素问·刺热篇第三十二》中对五藏病的治

疗。但是在以上三篇中我们只见到了五对经脉，缺少的一对是手厥阴、少阳。

然而我们有幸在《素问·五常政大论篇第七十》中见到了齐全的手足十二经治疗五藏病。这篇经文和《素问·藏气法时论篇第二十二》、《素问·刺热篇第三十二》一样，讨论的都是以肝为首的五藏病证。经文写道：

"其象春，其经足厥阴、少阳，其藏肝脾"，"其病怒"，"其病吐利"，"秋气劲切"，"邪乃伤肝"。（注：上文肝后之脾，为木气太旺克土所致。其后各藏的写法同此。）

"其象夏，其经手少阴、太阳，手厥阴、少阳，其藏心肺"，"其病笑、疟、疮疡、血流、狂妄、目赤"，"其病痉"，"雨水霜雹切寒"，"邪伤心也"。

"其象长夏，其经足太阴、阳明，其藏脾肾"，"其病腹满，四支不举，大风迅至，邪伤脾也"。

"其象秋，其经手太阴、阳明，其藏肺肝"，"其病喘喝，胸凭仰息"，"其病咳"，"炎烁且至"，"邪伤肺也"。

"其象冬，其经足少阴、太阳，其藏肾心"，"其病胀"，"埃昏气交，大雨时降"，"邪伤肾也"。

以上情况表明，在手足十二经表里配对治疗以肝为首的五藏病证时，手厥阴、少阳一对经脉是叠加在手少阴、太阳一对之上的。换句话说，手厥阴、少阳的作用与手少阴、太阳一致或相同。

因此，我们可以推断，在古代不论五藏怎样排列，其习惯或传统的治法和脉诊方法是对病藏或疑为反常的藏采用手足十二经的表里相配。对肝，取足少阳、厥阴；对肾，取足太阳、少阴；对脾，取足阳明、太阴；对肺，取手阳明、太阴；对心，取手太阳、少阴（手少阳、厥阴）。

至于手足十二经的单独使用就不必讨论了。

第十章 《灵枢·经脉第十》中的"十二经脉"

"十二经脉"是《黄帝内经》众多论著中罕见的一篇经文，长达三千字（史崧本）。它的十二段经文按照统一的格式和笔法写成。在营气循环学说的基础上，作者精心整合了当时五藏论各派和六经论各派的不同观点，提出了一种崭新的中医理论体系，其独创性和先进性不仅在古代少见，就是在今天看来也令人钦佩。

遗憾的是，后世医家只知利用它的走行路线去串联全身穴位，却没有深入探讨其内在涵义，以致这篇对中医理论的整合作出了重大贡献的著作在长达千年的岁月里其核心部分被人视而不见。

在讨论"十二经脉"以前，首先介绍它的一些特点。

第一节 "十二经脉"的特点

一、"十二经脉"以肺手太阴之脉为首

以肺为首表明了作者在五藏论中的立场，以手太阴做为

第一条出现的经脉表明了作者对六经理论中太阴的尊重。把藏府的名称加冠在经脉名称之前表明这篇文章讨论的重点不是经脉的走行，而是脑髓和全身藏府经脉之间错综复杂的关系。

二、增加了第六藏心主，组成心主手厥阴心包之脉

按照五藏理论，藏脉为五条，也只能是五条；府脉则为六条。《灵枢·本输第二》中就是这样的情况。但六经论者主张阴阳表里相配，于是在"十二经脉"中增加了一个新藏"心主"，使藏数增加为六个。很可能是这个新藏的名称当时未得公认，有人还把它叫做"心包"，于是这条与三焦手少阳相表里的经脉就暂称为"心主手厥阴心包之脉"。此外，《素问·皮部论第五十六》的六经中有心主，无厥阴，心主顶替了厥阴也可能是这条经脉中出现"心主"的一个原因。

三、"十二经脉"实际上是六对经脉

"十二经脉"中讲的是十二条经脉。但是分析起来，相表里的一对经脉中，从经脉名称所冠的藏府字样看，藏和府有相合的关系，例如肺合大肠，心合小肠等。此外，相表里的六对经脉中都有这样的记载，即藏脉有分支联络相对应的府，府脉有分支联络相对应的藏。如肺手太阴之脉"属肺"，"络大肠"；大肠手阳明之脉"络肺"，"属大肠"，等等。

因此，在"十二经脉"中虽然写有十二条经脉，实际上它们中互相表里的一对是紧密地结合在一起的，可以看做一个整体。十二经脉只是表象，本质上讲的仍是六经。例如

"鼻为肺之窍"，可是肺手太阴中没有到鼻的分支，也没有鼻证；有关"挟鼻孔"和"鼽衄"的记载是写在大肠手阳明之脉中的。

四、"十二经脉"中的病证主要是五藏病证

我们在前面有关五藏、六府的讨论中已经指出，在远古刺脉治病的时代，五藏是人体生命和病机反应的最高调控中枢；辨证论治依靠的是五藏理论和五藏的脉诊等。那时的六府不过是"化水谷而行津液"的"器"。所以在"十二经脉"中，所见到的都是五藏的病证。于是我们又可以明白，为什么五藏脉的所生病在五藏，而六府脉的所生病不在六府。如此一来，大肠手阳明中没有大肠证，膀胱足太阳中没有膀胱证等，也就不难理解了。在远古刺脉治病的时代，五藏与皮肉筋骨脉的关系比与六府的关系要密切得多。

五、"十二经脉"中的病证涉及到传染病、温疫病

我们在"十二经脉"中多次看到下面这些病症："目黄"见于大肠手阳明、胃足阳明、心主手厥阴、小肠手太阳和膀胱足太阳；"黄疸（瘅）"见于脾足太阴和肾足少阴；"疟"见于胃足阳明、膀胱足太阳和胆足少阳；"温"见于胃足阳明。

黄疸、疟疾、温病都是我国古代常见的疾病，带有时疫的特征。至于痢疾，在肾足少阴中写为"肠澼"。

关于"目黄"，《素问·平人气象论篇第十八》中有这样的说法："溺黄赤，安卧者，黄疸"；"目黄者曰黄疸也。"

根据以上记载可知，"十二经脉"中不仅收集了普通的常见病，也收集了当时与季节气候有关的时疫，即流行病和传染病。胃足阳明中提到的"温淫"在《素问·六元正纪大论篇第七十一》中也有反映。如少阳司天的初之气中有"温病遒起"；太阴司天的二之气中有"温厉大行"；少阴司天的五之气中有"其病温"；厥阴司天的终之气中有"其病温厉"。据《中国医学大辞典》，温，病名。而据《汉语大字典》，厉可解为病疫。

疟疾在中国古代是一种多发、常见的疾病。《素问·气交变大论篇第六十九》中说岁火太过时"民病疟"。《素问·五常政大论篇第七十》中说赫曦之纪"其象夏"，"其病笑、疟"等，"邪伤心也"；在阳明司天一节又说："暴热至"，"寒热如疟，甚则心痛"。

《素问·六元正纪大论篇第七十一》中也在阳明司天"四之气"中提到了"疟"，在少阳司天中提到了"疟"，在太阴司天中提到了"疟"。

《素问·至真要大论篇第七十四》中说，少阳司天时，民病"发热恶寒而疟"；少阴之复时，"发而为疟"。

六、"是动病"和"所生病"

"十二经脉"中只有"是动则病"和"是主某所生病者"的提法，而"是动病"和"所生病"的称谓是后人提出来的。

在明代杨继洲所著《针灸大成》一书中，"十二经脉"中的病证分为"是动病"和"所生病"。这种分法有一定的根据，因为虽然经文中没有这样明确的分类标题，却介绍了两组病证，其中有些是重复的，例如肺手太阴"是动病"中有"喘咳"，在"所生病"中也有"咳，上气，喘"；但也有些是相关的或不同的。这种情况使我们联想到它们可能与不同的脉诊方法所得的结果不同有关。

七、"十二经脉"中的脉诊方法

"十二经脉"不单纯是刺脉治病的理论。因为除了"是动则病"的诊法，还有"人迎寸口"诊法。后者是用药治病的《素问·至真要大论篇第七十四》中提到的脉诊方法。

据《汉语大字典》，"是"，此也。所以"是动"为此脉动之意，检查脉动是寻找病脉的一种方法。

《灵枢·终始第九》中说："凡刺此者，以指按之，脉动而实且疾者，疾写之；虚而徐者，则补之"，"反此者，病益甚"。

《灵枢·经脉第十》中有这样的记载："脉之卒然动者，皆邪气居之，留于本末，不动则热，不坚则陷且空，不与众同，是以知其何脉之动也。"

《灵枢·刺节真邪篇第七十五》中说："用针者，必先察其经络之实虚，切而循之，按而弹之，视其变（史本变作"应"）动者，而后取之（史本前文作"乃后取之而下之"）。"

《素问·三部九候论篇第二十》对这种按弹诊法有具体的描述。经文说："何以知病之所在"；对曰"以左手（冰本手后有"足上"）上去踝五寸而按之，右（冰本右前有"庶"）

手当踝而弹之。其应过五寸以上，需（用同蠕）（冰本作"蠕蠕"）然者不病；其应疾，中手徐徐（冰本接"然"）者病；其应上不能过五寸者，弹之不应者，死"。

因此，"十二经脉"中"是动则病"指的是对应于这类脉诊的病证。

"十二经脉"各条经脉的人迎寸口诊与《灵枢·禁服经四十八》中的记载基本一致。例如肺手太阴中说："盛者寸口大三倍于人迎，虚者则寸口反小于人迎"；脾足太阴中说："盛者寸口大三倍于人迎，虚者寸口反小于人迎。"《灵枢·禁服经四十八》中说："寸口大于人迎三倍，病在足太阴；三倍而躁，在手太阴。"又如三焦手少阳中说："盛者人迎大一倍于寸口，虚者人迎反小于寸口"；胆足少阳中说："盛者人迎大一倍于寸口，虚者人迎反小于寸口。"《灵枢·禁服经四十八》中说："人迎大一倍于寸口，病在足少阳；一倍而躁，在手少阳。"

如前所述，这是手足同名经的诊法。这种脉诊反映了"十二经脉"在刺脉针灸的理论以外，还包括了用药治病的理论在内。

八、"眦"还是"眥"？

在《灵枢·经脉第十》、《灵枢·经筋第十三》等论述中，我们多次见到"眦"字。通常人们把眦理解为"上下眼睑的接合处"。然而我们注意到，《灵枢·经筋第十三》中的手太阳之筋"上属目外眦"，其病证却有"目瞑良久乃能视";《灵枢·经脉第十》小肠手太阳"至目兑眦",其病证却有"目黄"。为什么分布到眼角的筋、脉直接影响视力和目的颜色呢?

《灵枢·经脉第十》中膀胱足太阳起于目内眦,病证中有"目似脱"和"目黄"。从《灵枢·根结第五》中我们知道,"太阳根于至阴,结于命门;命门者,目也"。《素问·三部九候论篇第二十》中说:"瞳子高者,太阳不足;戴眼者,太阳已绝";"少阳终者","目睘绝系";"阳明终者,口目动作"。

而从十二经的理论看,情况类似。例如《灵枢·寒热第十》指出,"足太阳有通项入于脑者,正属目本,名曰眼系";"足阳明有挟鼻入于面者","属口对入,系目本"。《灵枢·经别第十一》指出,"足少阳之正","别者","散于面,系目系"。目本也好,眼系也好,都是与目相连的,不是与眼角相连。

因此我们有理由怀疑"眦"的真实涵义是否为眼角。

据《说文解字》和《汉语大字典》,眦,目匡也,即眼眶。三卷本《汉语大字典》中没有收录眦为眼角的说法。现代的《中国医学大辞典》却把眦解为眼角。《康熙字典》眦字下引《说文解字》注"目匡也",但细察《说文解字》并无此注。"目匡"一说来自清朝《说文解字义证》的注文,该注引证了《灵枢·癫狂病第二十二》的经文,并说"眦为睛外之眼角也"。这种自己为自己作证的证言是不能令人信服的。

《黄帝内经太素》影印本第十卷"督脉"和第十一卷

"骨空"中督脉中的"目内眥"写作"目内眥"。这个"眥"字使我们想到，"眥"与"眥"字形相近，很容易误写，所以问题可能来自传抄中的差错。

据《汉语大字典》，"眥"同"眦"；眦可解为肉，如兽肉、果肉。所以目内眥可解为目内肉，目外眥可解为目外肉。

关于锐眥的"锐"，太素本写作"兑"。《中国医学大辞典》解目锐眥为目外眥，以其小而尖，故名。据《汉语大字典》，兑的本义可解为"孔穴"。这样一来，目兑眥可解为目的孔穴肉，相当于控制瞳孔大小的虹膜肌。看来后世医家把《黄帝内经》中的"兑"字一律改写为"锐"字，未必恰当，有时是会引起误解的。

无论如何，应该重视《素问·五藏生成篇第十》中所说："诸脉者，皆属于目"，而把"十二经脉"中的"眥"解为眼角是不合理的。

关于内外眥为内外眼角的解释，一般引用《灵枢·癫狂病第二十二》中的记载，原文为"目眥外决于面者为锐眥，在内近鼻者为内眥，上为外眥，下为内眥"。这里若把"上"理解为"前"，把"下"理解为"后"，像史崧本所写的那样，则目的兑眥即外眥，内外眥相当于内外眼角。（这些经文显然与《灵枢·癫狂病第二十二》的内容无关。）在太素本《黄帝内经》卷三十的"癫疾"和"惊狂"两节中，都不见这些经文；但在它卷三十的"目痛"一项中有这样的记载："目中赤痛从内眥始，取之阴乔。目眥外决于面者为兑眥；在内近鼻者，上为外眥，下为内眥"；其注文中称"目眥有三，外决为兑眥，内角上为外眥，下为内眥"。

根据以上情况可知，目有两个眥还是三个眥，尚难作出定论。在这些眥中，哪个指眼眶，哪个是"眥"的误写，哪个是眼角，需要认真加以鉴别。鉴于《说文解字》认定眥为眼眶，而三卷本《汉语大字典》中未收录眥为眼角的说法，《说文解字义证》提出这一解释的依据又是《灵枢·癫狂病第二十二》中的经文；我们可以推测这一解释很有可能为后世针灸家所创。看来《说文解字义证》为了迎合针灸家的意图，利用了"匡"和"厓"字形的相似，把"目匡"改为"目厓"，勉强地解释了眥为眼角的说法。所以严格讲来，眥为眼角的说法只适用于针灸领域。

第二节 "十二经脉"的病证

这里的讨论一般不包括"十二经脉"在四肢和颈部的病证，以求简明（个别情况则不限）。

一、肺手太阴之脉

肺手太阴的病证为"是动则病肺胀满，膨膨然（史本无"然"）而喘咳，缺盆中痛，甚则交两手而瞀，此为臂厥，是主肺所生病者，咳，上气，喘，渴，烦心，胸满"，"掌中热，气盛有余则肩背痛，风寒汗出，中风不挟（史本不挟作"小便"）数（史本接"而"）欠；气虚则肩背痛寒，少气不足以息，溺色变"。

"汗出"，"不浃"为皮证。据《汉语大字典》，浃为浸渍之意。

肺的病证从"五藏之病变"中的记载看来，是比较复杂的。《素问·至真要大论篇第七十四》中的记载则更为全面。其中关于火克金所致的肺证记载如下。（在五运六气理论中，少阴为君火，少阳为相火。）

"岁少阴在泉，热淫所胜"，"民病腹中常鸣，气上冲胸，喘不能久立，寒热皮肤痛，目瞑齿痛，颐肿，恶寒发热如疟，少腹中痛，腹大"。

"岁少阳在泉，火淫所胜"，"民病注泄赤白，少腹痛，溺赤，甚则血便，少阴同候"。

"少阴司天，热淫所胜"，"民病胸中烦热，嗌干，右胠满，皮肤痛，寒热咳喘唾血血泄，鼽衄嚏呕，溺色变，甚则疮疡胕肿，肩背臂臑及缺盆中痛，心痛肺膜，腹大满，膨膨而喘咳，病本于肺"。

"少阳司天，火淫所胜"，"民病头痛，发热恶寒而疟，热上皮肤痛，色变黄赤，传而为水，身面胕肿，腹满仰息，泄注赤白，疮疡，咳唾血，烦心，胸中热，甚则鼽衄，病本于肺"。

"少阴之胜"，"呕逆躁烦，腹满痛溏泄，传为赤沃"。

"少阳之胜，热客于胃，烦心心痛，目赤欲呕，呕酸善饥，耳痛溺赤，善惊谵妄，暴热消烁"，"少腹痛，下沃赤白"。

"少阴之复，燠热内作，烦躁鼽嚏，少腹绞痛"，"嗌燥"，"咳，皮肤痛，暴瘖心痛，郁冒不知人，洒洒渐恶寒，振慄谵妄，寒已而热，渴而欲饮，少气骨痿，隔肠不便，外为浮肿，哕噫"，"病痱胗疮疡，痛疽痤痔，甚则入肺，咳而鼻渊"。

"少阳之复，大热将至"，"惊瘈咳衄，心热烦躁，便数憎风"，"面如浮埃，目乃瞤瘈"，"上为口糜呕逆，血溢血泄，发而为疟，恶寒鼓慄，寒极反热，嗌络焦槁，渴引水浆，色变黄赤，少气脉萎，化而为水，传为胕肿，甚则入肺，咳而血泄"。

从金肺被火克后所表现的多种多样的病症看来，可知肺确为"五藏六府之盖"和"藏之长"。其中使我们印象深刻的除肺的咳、喘外，其它病症暂归纳如下：

1. 肺与皮的关联，如皮肤痛及皮肤病的疮疡等；肺与鼻的关联，如"衄衊"、"鼻渊"等；以及肺与肩背、缺盆的关联等。

2. 肺与脾胃的关联。如"腹满痛溏泄"，"隔肠不便"，"呕酸善饥"等。

3. 肺与心的关联。如"心痛"，"烦心"，以及"唾血"、"血溢"、"脉萎"等。

4. 肺与肝的关联。如"头痛"、"瞤瘈"、"目瞑"、"目赤"等。

5. 肺与肾的关系。如"耳痛"、"少气骨痿"、"暴瘖"、"传而为水"、"化而为水"、"身面浮肿"、"胕肿"、"腹大"等。

6. 肺与脑的关联。如"谵妄"、"郁冒不知人"等。

7. 肺与疟的关联。如"恶寒而疟"、"发而为疟"等。

8. 肺与痢疾的关联。如"注泄赤白"、"赤沃"、"下沃赤白"、"血泄"等。

（当然，其中的某些夹杂有火克金肺后和木、土等藏的病证的成份在内，不单纯是肺证。）

根据以上情况可知，"肺为藏之长"的论点不仅是简单地从它的解剖部位高于其它藏提出来的。自然，在五运六气学说的安排下，君火和相火都克金肺也是促成肺证涉及面广的一个因素；究竟哪个是因，哪个是果，我们就不得而知了。

肺手太阴中的病情除了咳喘、缺盆中痛和肩背痛、寒以外，"汗出"和大肠手阳明中的"津"提示着皮证；大肠手阳明中的"上挟鼻孔"和"鼽衄"补充了它的鼻证。"烦心"、"掌中热"提示着心证。"中风"提示着脑证。

按照太素本的写法，"中风不浹，数欠"，据《汉语大字典》，浹为浸渍之意，则这里讲的是肺主皮的汗证和肾证，因为"肾主欠"。按照史崧本的写法，"小便数而欠"可以有两种读法：一是连读，讲的是小便次数多但量少；一是断读，讲的是小便次数多，而且有肾证"欠"。

把"欠"和"少气不足以息"结合起来，可知肺手太阴中有肾证。

如果"不浹"为"小便"，则出现的似乎是膀胱证。

肺手太阴在体表的走行中有"下循臑内，行少阴心主之前"的说法，似乎在暗示该脉与少阴、心主两脉有某种关联，类似《灵枢·邪客第七十一》所说"手太阴之脉"，"与手少阴心主诸络"的"数脉并注"。遗憾的是肺手太阴中没有诸络

"会于鱼际"的记载。不过需要指出的是,肺手太阴的走向是从藏走手,而《灵枢·邪客第七十一》中这条经脉的走向是从手走藏。

"交两手而瞀"的这个病证在《黄帝内经》仅见于肺手太阴之脉。据《说文解字》,瞀的本义为低目谨视;据《说文解字义证》,又注通作瞀,可解为目不明;而据《汉语大字典》,可解为眼睛昏花,又通"闷"。太素本对此字无注。《类经》张景岳注为"瞀,不痛不仁也"。《古今图书集成医部全录·医经注释》张志聪注为"交两手而瞀,此为臂气厥逆之所致",对瞀字未作解释,推测大概是同意了张景岳的说法。

对"瞀"的涵义若解为目证,则肺手太阴与目证有关,表示它可以上头了。可是若不解为目证,肺手太阴就不上头了吗?现实是鼻为肺之官。既然在面部的鼻与肺相关,手阳明与手太阴相表里,为什么鼻旁的目却与肺无关呢?何况大肠手阳明已经出现了"目黄"。

明清两代的《黄帝内经》注家不可能忽视《说文解字》和《说文解字义证》对"瞀"的注释。他们舍弃此字与目有关的释义也许与肺手太阴从藏走手,没有机会上头的说法有关。鼻为肺之官,肺手太阴中没有鼻证字样的现实大概也支持了这些注家的看法。其实在《素问·至真要大论篇第七十四》的"少阴司天","病本于肺"中有"鼽衄";"少阴之复","甚则入肺"中有"鼽"和"鼻渊",这些都表明了肺与鼻的相关。

我们记得,《素问·缪刺论篇第六十三》中记载了入耳中的五条络中有手太阴。《素问·气交变大论篇第六十九》的"岁火太过","金肺受邪"中有"耳聋"证。显然肺手太阴是能够上头并与耳相通的。

既然肺与鼻、耳部相关，为什么不能与目相关呢？

从《灵枢·邪气藏府病形第四》所载肺脉急甚为癫疾来看，肺也是与头脑相关的。

"瞀"字出现于《素问·玉机真藏论篇第十九》中的"脉盛，皮热，腹胀，前后不通，闷瞀，此谓五实"；也见于《素问·气交变大论篇第六十九》中"岁金不及，炎火迺行"的"民病肩背瞀重，鼽嚏"；也见于《素问·六元正纪大论篇第七十一》中"太阳之政"中的"背瞀胸满"。在这些经文中，"瞀"解为"闷"是合理的。

可是在《素问·至真要大论篇第七十四》中的"岁少阴在泉，热淫所胜"一节中明确写道："气上冲胸，喘不能久立，寒热皮肤痛，目瞑齿痛"；在"少阳之胜"中有"目赤欲呕"；在"少阳之复"中，有"目乃瞤瘛"。所以"交两手而瞀"描写的应该是病人视力昏暗，两手交替摸索前行的情景。既然肺手太阴中有目证，则似乎也能解释大肠手阳明中的"目黄"。

古代医家把肺视为藏之长，看来不仅是因为它的解剖地位高于体腔内的其它脏器，也不仅是因为它可以通过鼻孔与天之阳相通，还有一个原因是古人认为鼻腔与脑相通。

《素问·气厥论篇第三十七》中说："胆移热于脑，则辛烦（冰本烦作"頞"）鼻渊"，"传为衄衊、瞑目"。所以肺手太阴应该与耳、目、鼻都有联系。作者在这条经脉的走行中不提肺与其它感官的联系，看来是为了突出重点；他把"鼻"也放在大肠手阳明中了。

显而易见，肺手太阴中没有提到大肠证。但是从《素问·厥论篇第四十五》的"太阴之厥，腹满膑胀，后不利"和《素问·诊要经终论篇第十六》的"太阴终者，腹胀闭不得息"来看，手太阴做为足太阴的同名经，应该有肠胃病证的表现。大肠手阳明中没有出现大肠证，看来是由于作者作了另外的安排，把它放到脾足太阴中去了。《素问·宣明五气篇第二十三》中说："大肠、小肠为泄"；脾足太阴的病证中有"溏瘕泄"。据《汉语大字典》，洩同泄。

二、大肠手阳明之脉

大肠手阳明的病证为"是动则病齿痛颊（史本颊作"颈"）肿，是主津（史本津后有"液"）所生病者，目黄，口干，鼽衄，喉痹"。

大肠手阳明上颈后的走行为"贯颊，入下齿中，还出挟口交人中，左之右，右之左，上挟鼻孔"。所以"齿痛颊肿"，"口干，鼽衄，喉痹"，为经脉所过的病证。

从"上挟鼻孔"和"鼽衄"可知，大肠手阳明有力地补充了肺手太阴的不足。

本来手阳明是和手太阴一起用于治疗肺证的。现在它独立出来了，但是却不提它能够治疗肺证（见《素问·缪刺论篇第六十三》中的"邪客于手阳明之络"的"气满，胸中喘息")。这可能是由于手阳明的这种功效当时人所周知,不需要再加以强调的缘故。

从《灵枢·杂病第二十六》我们知道,手阳明能治"渴而日作"的疟病,"恶清饮"的齿痛,和"聋而痛"的耳证。看来"目黄"也与疟病(疟疾发作时,疟原虫破坏大量红血球,血清胆红素升高,出现黄疸症状)有关。实际上,疟就出现在下面的胃足阳明中,而胃足阳明没有提到它络目或有目证,可见胃足阳明中的疟疾引起的"目黄"出现在大肠手阳明中。这个记载一方面反映了营气循环在人体内的传输,同时也反映了同名经的联系;手阳明和足阳明都是阳明。关于这两条阳明与目的关联,以及肺手太阴与目的关联是否如此简单,请参阅"十二经脉"后面的讨论。

"是主津所生病者":大肠手阳明的所生病者在"津"。太素本注:"津,汗也。"《灵枢·决气第三十》中说:"腠理发泄,汗出腠理(史本腠理作"溱溱"),是谓津","津脱则腠理开,汗大泄"。作者提出这条经脉的所生病在"津",实际上主导思想是"肺主皮"。另外,据《汉语大字典》,津可做水解。从《素问·至真要大论篇第七十四》中我们得知肺与水证有关,这也可能是采用此字的一个原因。"鼽衄"和"是主津所生病者"拉近了大肠手阳明和肺手太阴的距离。

三、胃足阳明之脉

胃足阳明的病证为"是动则病洒洒振寒,善伸(史本伸作"呻")数欠,颜黑,病至则恶人与火,闻木音(史本音作"声")则惕然而惊，心欲动，欲独闭户（史本户后有"塞"）牖而处，甚则欲上高而歌，弃衣而走，贲响腹胀，是为骭（史本作"骬"）厥，是主血所生病者，狂，疟，温淫（史本淫作"滛"）汗出，衄鼽，口喎，唇胗，颈肿，喉痹，腹外肿（史本三字作"大腹水肿"）"，"气盛则身以前皆热，其有余于胃，则消谷善饥，溺色变（史本变作"黄"），气不足则身以前皆寒慄，胃中寒则胀满"。

如前所述，胃与心在古代有时分辨不清。阳明也有两重性，它有时代表胃，有时代表心。另外，脾胃本来是连在一起的，都属土。这些就使胃足阳明的情况复杂起来。

"洒洒振寒，善伸（史本伸作"呻"）数欠"为《素问·至真要大论篇第七十四》岁厥阴在泉"风淫所胜"一节的开场白（提示起病的原因为木克土）。

"颜黑"为肾证。

"恶人与火，闻木音则惕然而惊，心欲动，欲独闭户牖而处，甚则欲上高而歌，弃衣而走"；这些经文使我们想起《素问·阳明脉解篇第三十》和《素问·脉解篇第四十九》中的阳明证。如前所述，它提示着心证和肾证。因为《素问·刺疟篇第三十六》中有这样的记载："足少阴疟"，"欲闭户（冰本接"牖"）而处"。

"狂"：《灵枢·刺节真邪篇第七十五》中说："狂而妄见妄闻妄言，视足阳明及大络取之。"

"温淫汗出"：据《汉语大字典》，温指热病；淫，久也，又通"深"。

"腹外肿"（大腹水肿）：《素问·脉解篇第四十九》阳明证中有"胫肿"，"上喘而为水"和"腹肿"，为肾证。

"贲响腹胀"：据《汉语大字典》，贲除解为离外，也有"大"的涵义，通"奔"、"奋"。所以贲响指的是响亮、亢进的肠鸣。《灵枢·百病始生第六十六》中说："虚邪之中人也"，"舍于肠胃之时，贲响腹胀"。《灵枢·杂病第二十六》中说："厥而腹响响然，多寒气"，"取足太阴"。

"其有余于胃，则消谷善饥"，"胃中寒则胀满"与《灵枢·师传第二十九》中的记载一致。经文说："胃中热则消谷，令人悬心善饥"，"胃中寒则䐜（史本作"腹"）胀"。

根据以上记载可知，胃足阳明有胃府证。可见这条经脉除了与心、脾、胃相关，与肾也有关联。颜黑提示着这条经脉涉及的范围已经扩大到肾。

"口喎"：胃足阳明"挟口环唇，下交承浆"。口喎证显然与筋也有关系。《灵枢·经筋第十三》中的足阳明之筋有"口卒噼"。

足阳明能治齿证。《灵枢·杂病第二十六》中说："齿痛不恶清饮，取足阳明。"但胃足阳明"入上齿中"，却没有齿证。"齿痛"见于大肠手阳明。

胃足阳明的末端有三条分支，引人注意。其中一条"入大指间，出其端"，显然是与脾足太阴衔接用的。另外两条就令人感兴趣了。它们不像针灸学教材中讲的那样止于足大趾次趾之端，而是止于足的中趾；一条入其内间，一条入其外间。与"十二经脉"中的其它经脉相比，胃足阳明的终末分支的情况最为特殊。这一特殊情况看来有它深层次的根源。

六经理论中有一种类型见于《素问·皮部论篇第五十六》，它以阳明为首，没有厥阴而由心主替代。《素问·皮部论篇第五十六》在各条经脉都提出了"上下同法"，也即手经和足经遵循同样的法则。可以推断，其十二经中有手心主和足心主，没有手厥阴和足厥阴。已知手心主在手的中指，《灵枢·邪客第七十一》中说："心主之脉出于中指之端。"所以有理由推定足中趾也有一条足心主的经脉。另外，已知在逆从六经中，阳明是主心的。

据《素问·气府论篇第五十九》，足阳明脉气所发"至足中指"。而从《灵枢·根结第五》中刺穴的六条阳经看来，足阳明"根于厉兑"，也即根于足大指的次指。因此可知刺脉疗法的穴位走行与刺穴疗法的穴位连线在足阳明的走行上是有区别的。

既然在刺脉的理论中阳明有与心和与胃相关的两重性，胃足阳明也有心证和胃证并存的事实，则它在足中趾上标出两条分支就不足为怪了。

皮部六经的心主代表厥阴。在各种六经理论的相互影响下，心主的涵义发生了变化，从而引起了概念上的混乱。"十二经脉"的作者可能正在面对这种混乱的局面，才提出了"心主手厥阴心包之脉"这样冗长的命名。

胃足阳明的所生病者在"血"，不在胃，表明作者认为这条经脉是"心主血脉"理论的一个部分。"脉"的部分作者后来交给了心主手厥阴。

通过上面的分析，可知"十二经脉"中的各种提法和安排是经过深思熟虑的。

四、脾足太阴之脉

脾足太阴的病证为"是动则病舌（史本接"本"）强，食则呕，胃脘痛，腹胀善噫，得后出（史本无"出"）与气则快然如衰，身体皆重，是主脾所生病者，舌本痛，体不能动摇，食不下，烦心，心下急痛，溏瘕泄，水闭，黄瘅（史本瘅作"疸"），不能卧，强欠（史本欠作"立"）"。

如前所述，脾与胃难解难分。它们曾经同为仓廪之官，与其它四藏并列为五藏之一。

脾足太阴的"是动则病"与《素问·至真要大论篇第七十四》"岁厥阴在泉"的病证非常相似。经文说："洒洒振寒，善伸数欠，心痛支胁，两胁里急，饮食不下，鬲咽不通，食则呕，腹胀善噫，得后与气则快然如衰，身体皆重。"

脾足太阴所生病者后面的症状与《素问·至真要大论篇第七十四》"厥阴司天"的病证非常相似。经文说："胃脘当心而痛，上支两胁，鬲咽不通，饮食不下，舌本强，食则呕，冷泄腹胀，溏泄瘕，水闭，病本于脾。"

我们记得《素问·脉解篇第四十九》的太阴证为"病胀"，"上走心为噫"，"食则呕"，"得后与气则快然而（冰本而作"如"）衰"。可见古代的太阴或脾指的是胃和肠。

"舌本强"和"舌本痛"：《素问·金匮真言论篇第四》中说："黄色入通于脾胃（冰本无"胃"）"，"故病在于（冰本无"于")舌本"。

"强欠（史本欠作"立"）：可以有两种解读。其一为有力的哈欠，为肾证；其二，"强"为《素问·玉机真藏论篇第十九》脾病"重强"的"强"，其义同"僵"；欠则为肾证。

烦心：为心证。

水闭：据《中国医学大辞典》，指"水不宣泄而闭于皮肤间也"。一般认为属肾证。

黄瘅（疸）：可能与胃足阳明中的疟有关，也可能与心有关。

脾足太阴和胃足阳明都有胃府证。如前所述，脾和胃本为一体。胃足阳明中有阳明心证，其走行止于足中趾；脾足太阴"注心中"并有心证，这些迹象表明这一对经脉除了与胃府有关，与心也是有关联的。

脾足太阴和胃足阳明都有肾证，意味着心与肾的关联。此外，脾足太阴"连舌本"，肾足少阴"挟舌本"，它们在舌本是相连的。

回顾胃足阳明中的"颜黑"、"大腹水肿（或腹外肿）"，和可能是肾证的"欲独闭户塞牖而处"，以及在脾足太阴中也有的"水闭"，"欠"，和反复强调的"舌本"；可知脾足太阴和胃足阳明都明确地与肾和水证相关。

手足太阴和手足阳明四条经脉的小结

"十二经脉"的开头四条经脉中，肺手太阴和大肠手阳明为一对，它们之间有互补作用；用古老的眼光来看，体现了肺与鼻和皮的相关。胃足阳明和脾足太阴为一对，它们本来就是一体。胃足阳明病证的开篇"洒洒振寒，善伸数欠"与《素问·至真要大论篇第七十四》"岁厥阴在泉"一节病证的开篇完全相同，而且其后记载的就是脾足太阴中的病症，所用的表述词语几乎完全相同。

　　通过肺手太阴、脾足太阴和大肠手阳明、胃足阳明的同名经联系，这四条经脉抱成一团。肺手太阴和脾足太阴相距较远，但它们的内脏是连在一起的；肺手太阴起于中焦，脾足太阴属脾络胃。所以，这四条经脉的背后是太阴和阳明。

五、心手少阴之脉

　　心手少阴的病证为"是动则病嗌干，心痛，渴而欲饮，为（史本为前有"是"）臂厥，是主心所生病者，目黄胁痛，臑臂内后廉痛厥，掌中热痛"。

　　"心痛"：自然是心证。

　　"嗌干，渴而欲饮"：热证所致，心主火热。

　　"目黄"：见前面黄疸成因的讨论。

　　由于"邪之在于心者，皆在于心之包络，包络者，心主之脉也"，关于心证的详细情况将在心主手厥阴心包（络）之脉中讨论。

　　心手少阴在走行中，"循臑内后廉，行太阴心主之后下肘内"。这种情况与肺手太阴的"行少阴心主之前"相呼应，但并没有提起这三条脉在鱼际的相会。对手三阴走行的这种描述在"十二经脉"中暗示着心、肺之间复杂的相互关联。

心手少阴"其直者复从心系却上肺",其支者"系目系"。前者表明了心肺之间的关联,后者表明了心与目系或脑的关联。

关于心和目的关系,《灵枢·大惑论第八十》中已经说过:"目者,心之使也";《素问·解精微论篇第八十一》也说:"心者,五藏之专精也,目者其窍也。"作者为什么会提出心藏系目系,详见后文。

心手少阴中没有提到小肠证。小肠手太阳中既没有小肠证,也没有心证,这种情况与肺手太阴和大肠手阳明的情况相似;其中的原因在这里就不讨论了。

心手少阴的所生病虽然在心,但它的许多病证已经转移到心主手厥阴心包之脉中去了,因为心主代心受邪。换句话说,心藏是在几乎被抽空的状态下系目系的,而目系直通于脑。众所周知,脑属太阳。于是产生了心与太阳的关系问题。

心与太阳的关联始于四经理论,那时心就是和夏季、太阳联系在一起的。

提示心与太阳有关的重要经文之一见《素问·至真要大论篇第七十四》。其中"太阳之复,厥气上行,水凝雨冰"一节中说:"心胃生寒,胸膈不利,心痛否满,头痛善悲,时眩仆,食减,腰脽反痛,屈伸不变","少腹控睾,引腰脊,上冲心,唾出清水,及为哕噫,甚则入心,善忘善悲,神门绝,死不治"。

在五运六气理论中,太阳为寒水。上述经文是寒水伤心的症状。除去其中与胃相关的症状,剩下的是"头痛、善悲,时眩仆，腰脽反痛，屈伸不便，少腹控睾，引腰脊，上冲心，善忘、善悲"。

《素问·至真要大论篇第七十四》中的记载指出，"少腹控睾，引腰脊，上冲心"，与《灵枢·四时气第十九》中的"小腹控睾，引腰脊，上冲心，邪在小肠者"的记载相同。

以上"少腹控睾，引腰脊，上冲心"与《灵枢·邪气藏府病形第四》中的小肠病者的表现也相似。后者的表述为"小腹痛，腰脊控睾（太素本睾作"尻"）而痛"，又说"手太阳病也"。

这样的小肠病证显然与一般的小肠府病不同。我们暂且把它们放在一旁。因为不论是否是手太阳病的小肠病或一般的小肠府病，都没有出现在"十二经脉"的小肠手太阳中。

这样，《素问·至真要大论篇第七十四》"太阳之复"中剩下的就是"头痛，时眩仆，腰脽反痛，屈伸不便，善忘，善悲"。这些是明显的太阳证或脑证，以及心证。

此外，在《素问·至真要大论篇第七十四》"太阳之胜"中也提到"寒厥入胃，内生心痛"，"头项囟顶脑户中痛，目如脱"。

于是，心证就和太阳联系起来了。

除了这里提到的心证的"善忘"、"善悲"，《黄帝内经》还有另外一些有关心证的记载。

在《素问·五常政大论篇第七十》"赫曦之纪"的邪伤心中有"笑"和"狂妄"；"伏明之纪"的邪伤心中有"其病昏惑悲忘"。据《汉语大字典》，昏同昏，可解为昏迷；惑可解为迷乱或头眼昏眩。

《素问·至真要大论篇第七十四》"少阳之胜"中提到"谵妄","少阴之复"中提到"郁冒不知人"。这些都与心有关。

《素问·宣明五气篇第二十三》中说："精气并于心则喜。"《素问·阴阳应象大论篇第五》中说："在藏为心","在声为笑","在志为喜"。《灵枢·邪气藏府病形第四》中说："心脉微缓为狂、笑。"

除了心与目的相关，《黄帝内经》中还有心与耳相关的说法，如《素问·金匮真言论篇第四》中提出"心开窍于耳"，以及《黄帝内经》中其它论篇中的许多记载也涉及了心与耳的关联。但作者没有强调这方面的联系，这也许是由于在解剖上耳与脑的联系不象眼与脑的联系那样突出地清晰明确。

六、小肠手太阳之脉

小肠手太阳的病证为"是动则病嗌痛，颔肿，不可以顾，肩似拔，臑似折，是主液所生病者，耳聋，目黄，颊肿"。

从这条经脉的走行看，它"至目兑眥，却入耳中"，"抵鼻，至目内眥"。可见小肠手太阳与目、耳、鼻都有联系。但其病证中只有目证目黄和耳证耳聋，没有鼻证（鼻证在后面的膀胱足太阳中）。

根据《灵枢·营气第十六》中的记载，手太阳是注目内眥后"上巅下项，合足太阳"的。所以我们可以把项部看做手太阳与足太阳的结合部。

小肠手太阳的"不可以顾"的项证与《素问·厥论篇第四十五》中的"项不可以顾"是一致的。

《素问·厥论篇第四十五》中说："手太阳脉厥逆，聋，泣出，项不可以顾，腰不可以俛仰。"

小肠手太阳的所生病在"液"。这个提法乍看有些出人意料。《灵枢·决气篇第三十》中说："谷（史本接"入"）气满淖，泽注于骨，骨属屈伸，光（史本作"洩"）泽补益脑髓，皮肤润泽，是谓液"，"液脱者骨属屈伸不利，色夭，脑髓消胻酸，耳数鸣"。所以"液"指的是颅脊腔内补益脑髓的液体。据《汉语大字典》，光可解为恩惠，又通"广"。

在"十二经脉"的理论中，作者不仅增加了心主一藏，把心的病证转移到心主手厥阴心包之脉，突出了心与脑的相连；他还把"心主身之血脉"中的"血"分给了胃足阳明，把"脉"分给了心主手厥阴心包。既然心手少阴已经失去了它的"血"和"脉"，它的所生病出现在"液"就不值得奇怪了。

细看"十二经脉"中六府的所生病者，可知作者已经把五藏与皮肉筋骨脉的相应调整为六藏与津、液、气、血、筋、骨的相应。

在《素问·调经论篇第六十二》中，有下列经文："人有精、气、津、液、四肢、九窍、五藏，十六部、三百六十五节，乃生百病。"可见在古代气、津、液为生病的部位或根由。

七、膀胱足太阳之脉

膀胱足太阳的病证为"是动则病冲头痛，目似脱，项如拔，脊痛，腰似折，髀不可以迴（史本迴作"曲"），腘如结，踹（史本作"踹"）如裂，是为踝厥，是主筋所生病者，痔，疟，狂，癫疾，头亞（史本作"顋"，太素本注疑亞为古"囟"字之误）项痛，目黄，泪出，鼽衄"。

膀胱足太阳不是一条普通的、与肾足少阴相表里的经脉，它"从巅入络脑"。在藏府理论中，"脑者阴也"，"为奇恒之府"。但在六经理论中，脑为阳，而且是太阳的核心部分，其地位高于五藏。我们在前面已经指出，这里的"膀胱"不过是一个解剖学上的名词，在病机中的作用尚不明确。而这条经脉的病证基本上表现的是脑证和筋证。因为据《素问·奇病论篇第四十七》，"脑逆，故令头痛"，可知"冲头痛"、"头囟痛"等为脑证；其它除"痔"、"疟"等外，基本上是筋证。

这条经脉是"十二经脉"中唯一不穿越横膈的经脉，它"循膂络肾属膀胱"，"从巅入络脑"，"挟脊抵腰中"。它在目内眦与小肠手太阳相接；此外，它的"鼽衄"表明它在鼻部也是与小肠手太阳相接的。它的"疟"、"目黄"与小肠手太阳的"目黄"相通。如前所述，足太阳和手太阳都有"目黄"证，提示了它们之间的同名经的联系。

膀胱足太阳的"是动病"让我们想到《素问·至真要大论篇第七十四》中"岁太阴在泉"一节中有关肾病的经文。其中提到"病冲头痛，目似脱，项似拔，腰似折，髀不可以回，䐃如结，腨如别"。（全文见后面"手足少阴与手足太阳"中的讨论。）

"狂，癫疾"使我们联想到脉解六经中的太阳证。

"头囟项（疑为"顶"之误）痛"等病证见于《素问·至真要大论篇第七十四》的"太阳之胜"，其主要内容为"痔、疟发，寒厥入胃，则内生心痛，阴中迺疡，隐曲不利，互引阴股，筋肉拘苛，血脉凝泣，络满变色，或为血泄，皮肤否肿，腹满食减，热反上行，头项囟顶脑户中痛，目如脱"。

这段经文与"太阳之复"可以互补（已知"太阳之复的"病证中除去其中的胃证，则主要为心证和太阳证）。而上面"太阳之胜"中的"目如脱"、"痔"、"疟"、"头囟顶痛"都见于膀胱足太阳的病证。

因此，我们有理由推测，膀胱足太阳的病证与《素问·至真要大论》中的"岁太阴在泉"和"太阳之胜"中的记载有密切关联。

所以，在《素问·至真要大论篇第七十四》中存在肾、心和目与太阳证有关的例证。

小肠手太阳"抵鼻"，"至目兑眦，却入耳中"，它和膀胱足太阳是同名经。"抵鼻"可以解释后者的"鼽衄"；"至目兑眦"可以解释后者的"目似脱"；"却入耳中"和"耳聋"可以补充膀胱足太阳所缺的耳证，因为脉解六经中的太阳有"耳鸣"和"浮为聋"证。

《素问·金匮真言论篇第四》中说："是以春气在头也"，

"是以知病之在筋也"，与膀胱足太阳的论述是一致的。

八、肾足少阴之脉

肾足少阴的病证为"是动则病饥不欲食，面黑如地色（史本上文作"面如漆柴"），咳唾则有血，喝喝如（史本如作"而"）喘，坐而欲起，目䀮䀮如无所见，心如悬，病（史本作"若"）饥状，气不足则善恐，心惕惕如人将捕之，是为骨厥，是主肾所生病者，口热舌干，咽肿，上气，嗌干及痛，烦心，心痛，黄瘅（史本瘅作"疸"），肠澼，脊股内后廉痛，痿厥，嗜卧，足下热而痛"。

我们在前面"《素问·脉解篇第四十九》的启示"一节中，已经列举了少阴证与肾足少阴病证的许多共同之处，例如"目䀮䀮无所见"、"少气善怒"、"恐如人将捕之"、"恶闻食臭"、"面黑如地色"、"咳则有血"等。

肾足少阴的"饥不欲食，咳唾则有血，心如悬"这些经文见于《素问·至真要大论篇第七十四》中"太阴司天"，"病本于肾"一节。在这一节中同时还提到了"腰脊头项痛时眩"的太阳证。

此外，"痿厥"与肾有关。《灵枢·邪气藏府病形第四》"五藏之病变"中说，肾脉"微滑为骨痿"；《灵枢·本神第八》中说："肾气虚则厥。""嗜卧"则与脑有关，《灵枢·海论第三十三》中说，髓海不足则"懈怠安卧"。

总之，肾足少阴中充分表现了古老的肾证和脑证。

此外，从《素问·至真要大论篇第七十四》"岁太阴在泉"一节中，我们还发现肾病中有明显的筋病，它们与膀胱足太阳是动病证中的许多表现一致（详见后面的讨论）。

　　肾足少阴在走行和病证的陈述中补充了与肺手太阴和心手少阴的关联。它提到"入肺中"，"从肺出络心"，"喝喝如喘"，"烦心"、"心痛"。

　　关于肾和肺的关系，在《黄帝内经》中是反复地强调的。如《素问·病能论篇第四十六》中说："少阴脉贯肾络肺"；《素问·热论篇第三十一》中说："少阴脉贯肾，络于肺"；《素问·水热穴论篇第六十一》中说："少阴者冬脉也。故其本在肾，其末在肺"；《素问·示从容论篇第七十六》中说："咳嗽烦冤者，是肾气之逆也"；《灵枢·本输第二》中说："少阴属肾，肾上连肺，故将两藏。"根据这些记载可知古人认为"藏之长"的肺与肾之间存在着特殊紧密的关联。

　　肾足少阴还"挟舌本"。已知脾足太阴"连舌本，散舌下"，所以肾足少阴和脾足太阴是相通的。

　　综上所述，我们发现"十二经脉"的肾足少阴和《素问·脉解篇第四十九》的少阴相似，即它们的走行和病证都不涉及人们熟知的肾主水、肾合膀胱，以及肾与阴器病证有关等情况。然而从《灵枢·邪气藏府病形第四》"五藏之病变"中的记载看，肝证有阴缩和溢饮，肾证有阴痿和石水。从《素问·至真要大论篇第七十四》"岁太阴在泉"有关肾病的记载看，其中有"饮积"，"少腹痛肿，不得小便"；在同篇"太阴司天"、"病本于肾"中，又提到了"阴气不用"。据《汉语大字典》，气通器。

　　我们不知道"五藏之病变"是什么时候写成的，"十二经脉"的作者是否看到过"五藏之病变"，更不知道王冰增补进《黄帝内经素问》的七篇大论，特别是其中的《素问·至真要大论篇第七十四》是什么时候写成的，是一人一次写成的，还是经过多人、多次反复修改、补充而写成的。我们也无法知晓"十二经脉"的作者是否见到了《素问·至真要大论篇第七十四》，他所见到的是一些原始的片段、零散的记载，还是其中一部分的全文。我们只能肯定《素问·至真要大论篇第七十四》中的有关五藏病证的记载与"十二经脉"密切相关，而且是支持"十二经脉"作者的观点的。

　　膀胱足太阳中的太阳证与《素问·至真要大论篇第七十四》中肾病中的太阳证极为相似，而肾足少阴又不提相应的水证、膀胱证和阴器证。产生这些问题的原因，推测是在"十二经脉"写作的时间段内，这些病证还没有发展到与少阴或肾有关的地步，或者是当时医家对这些病证的发生和归属持有其它观点的缘故。

　　从前面"六经与五藏的关系"一节的讨论中，可知几乎在所有的六经论述中，小便异常、阴器病证和腰痛都与厥阴相关，而与少阴无关。肾足少阴中不提阴器病证也可能是由于它们属于筋病，不属于脉病的缘故。另外，少阴这时还没有发展到影响下焦的阴器，大概也是一个重要的原因。

　　肾足少阴中不提水证，其原因见后面有关"十二经脉"的几个问题的讨论。

手足少阴与手足太阳四条经脉的小结

这四条经脉把相关的心、肾和脑、目紧密地结合在一起。关于心和太阳的关系，可追溯到"藏气法时论"中心病者的"刺郄中血者"和厥逆六经太阳的"僵仆"和"呕血善衄"（血证）。关于肾和太阳的关系，可追溯到逆从六经太阳的"骨痹身重，肾痹，肾风疝，善时癫疾"。关于心、肾、太阳、少阴四者的关系，也早在刺脉出血治病的远古时代的"藏气法时论"的"心病者"中有了体现，经文说："取其经，少阴、太阳，舌下血者。"

（一）心、目与脑

我们曾推定古代医家通过解剖发现了眼球在目系的连接下，上属于脑。《灵枢·大惑论第八十》中说："目者，心之使也"；《素问·解精微论篇第八十一》中说："夫心者，五藏之专精也，目者其窍也。"在临床上，以肺为五藏之首的《灵枢·五邪第二十》中，当邪在心时，有"时眩仆"。更多的心病出现目证的证据集中在王冰补入《素问》的七篇大论中。

例如，《素问·气交变大论篇第六十九》的"岁火不及"的心病中有"曚昧"证。据《汉语大字典》，曚，指目失明；昧，冥，昏暗之意。又如《素问·五常政大论篇第七十》升明之纪中"其藏心"后的"䐜瘛"，赫曦之纪"邪伤心也"中的"目赤"；《素问·至真要大论篇第七十四》中岁少阴在泉中的"目瞑"，少阳之胜中心痛后的"目赤"，太阳之胜，内生心痛后的"目如脱"，少阳之复心热后的"目乃瞤瘛"，太阳之复中心痛后的"时眩仆"。据《说文解字》，瞤，目动也。《汉语大字典》第一个解释是眼皮跳动，但第二个解释中指的是转睛。睛即眼珠。

我们再看心与太阳的关系。除了前面提到的《素问·至真要大论篇第七十四》"太阳之复"、"心胃生寒"中的太阳证"头痛"、"时眩仆"、"腰脽反痛，屈伸不便"以外；在该篇"太阳之胜"、"凝凓且至，非时水冰"一节中还有这样的记载："痔疟发，寒厥入胃，则内生心痛"，"腹满食减"，"头项囟顶脑户中痛，目如脱"。其中的"痔疟发"、"头项囟顶脑户中痛，目如脱"与膀胱足太阳中的病证也是一致的；在"太阴之胜，火气内郁"一节中还提到"甚则心痛热格，头痛"、"项强"；"头痛"、"项强"为太阳证。因此，在心与脑相连的基础上，又有了心与太阳相关的根据。

细看"十二经脉"中心手少阴之脉的经文，我们发现在它的走行中首先提到的是"系目系"，然后说"复从心系却上肺"。众所周知，心肺之间存在着特殊紧密的关联，但是这里没有提到涉及肺的病证。另外，心与肾的关系也很紧密，一个是手少阴，一个是足少阴，两者是同名经。然而在心手少阴之脉中，没有一字提到它与肾的联系，也没有一字提到肾的病证。有关心、肺、肾在经脉走行中的联系以及它们的病证全都拖到后面肾足少阴之脉中去介绍了。这样的笔法固然能够反映作者惜墨如金的写作技巧，同时也可见作者突出心与目系（或脑、或太阳）相通的意图。他刻意地减轻了心的负担，使它首先与目系相系，然后再提它与肺的关联。

（二）肾与脑

肾与脑的相关可以追溯到逆从六经。在逆从六经中，太阳证有"骨痹"、"肾风疝"和"巅疾"。《素问·脉解篇第四十九》中提到太阳证有"狂癫疾"（素本癫作"巅"），并提到"此肾虚也"。

在《素问·至真要大论篇第七十四》"太阴司天"中，我们看到在"病本于肾"的病证中，除了肾证还有"腰脊头项痛时眩"的太阳证；在同篇"岁太阴在泉"描述的肾病中，除了肾证还有"冲头痛、目似脱、项似拔、腰似折、髀不可以回、腘如结、腨如别"的太阳证；在同篇"太阴之复"的"甚则入肾"的病证中，我们也发现了"头顶痛重而掉瘛尤甚"的太阳证。

为了弄清"岁太阴在泉"表现为怎样的气候和为什么说它是肾的病证，我们再把全文引证如下，并加以解释。

"岁太阴在泉，草乃早荣，湿淫所胜，则埃昏岩（即岩）谷，黄反见黑，至阴之交。民病饮积，心痛，耳聋，浑浑焞焞，嗌肿喉痹，阴病血见，少腹痛肿，不得小便，病冲头痛，目似脱，项似拔，腰似折，髀不可以回，腘如结，腨如别。"

《素问·至真要大论篇第七十四》在回答"岁主奈何"的问题时写道："太阴在泉为甘化，司气为黅化"。据《汉语大字典》，黅，黄色。（已知黄为脾色，黑为肾色，太阴为湿土。）

　　所以在岁太阴在泉时，"草乃早荣"；由于太阴为湿土，所以"湿淫所胜"；由于"湿淫"，土的颜色发生改变，"黄反见黑"（本来是脾的黄色，反而变为肾的黑色）；"至阴之交"说的是脾这个至阴和肾的至阴发生了交替。（脾在五藏理论中属于至阴，见《素问·六节藏象论篇第九》和《灵枢·阴阳系明第四十二》；又据《素问·水热穴论篇第六十一》，"肾者，至阴也"。）

　　根据以上分析，可知上述"岁太阴在泉"一段经文描述的病证确为肾证。这里介绍的肾证其病证涵盖的范围很大，最突出的特点是它同时涵盖了膀胱足太阳的病证。其中的"饮积"、"阴病"和"少腹痛肿，不得小便"显然为肾（水证、阴器证和膀胱）证。若把"阴病"确定为阴器病，则这时的肾病与"五藏之病变"中肾病的"阴痿"一致。

　　《素问·五常政大论篇第七十》中"太阴司天"一节中说："湿气下临，肾气上从，黑起水变，埃冒云雨，胸中不利，阴痿，气大衰，而不起不用。"这些经文与《素问·至真要大论篇第七十四》中的"岁太阴在泉"是可以互相印证的。

　　"岁太阴在泉"中的"血见"为心证。"耳聋，浑浑焞焞，嗌肿喉痹"为肾证，但在"十二经脉"中，它是三焦手少阳的病证。（注：在"十二经脉"中，"喉痹"见于大肠手阳明和胃足阳明，"嗌干"见于心手少阴，"嗌痛"见于小肠手太阳，"嗌干及痛"见于肾足少阴，所以三焦手少阳的病证与上述"岁太阴在泉"中的有关记载完全相同。）

　　这段经文给我们最大的启示与《素问·脉解篇第四十九》

启示的方向恰好相反。《素问·脉解篇第四十九》告诉我们，太阳中有肾；以上这些经文却告诉我们，肾中有太阳。

根据《黄帝内经》中的上述记载，可知古代中医是通过很长历史时期的、大量缜密的临床观察才发现并确定了心与目的关联及心与太阳的关联的；古人同时也发现了肾与太阳的关联。太阳的深层为脑，太阳病的主要表现为脑的症状和筋的痉挛，于是心、肾和脑就结合在一起了。这一推断不是凭空想像出来的，而是建立在临床观察基础上的、合乎逻辑的推理的、必然的结果。

膀胱足太阳中的脑吸收了心和肾的成分，形成了由手足少阴和手足太阳四条经脉组成的核心。这是几千年来中医学术发展、演变、不断取得进步的结果。中医基本理论的这种发展趋势是任何人也阻挡不了的。

值得注意的是膀胱足太阳中所说的"是主筋所生病者"。按照十二经脉中六藏脉与六府脉相对地的互为表里的规律，这句话应该出现在与肝足厥阴相表里的胆足少阳内。然而胆足少阳内写的是"是主骨所生病者"，不是"是主筋所生病者"。其中的原因留待后面讨论。

无论如何，在膀胱足太阳中，脑病和筋病是同时出现的。这里的筋是与脑相连的。

九、心主手厥阴心包（络）之脉

这条经脉的病证为"是动则病手心热，肘挛（史本二字作"臂肘挛急"）腋肿，甚则胸中（史本中作"胁支"）满，心（史本接"中"）憺憺大（史本大作"火"）动，面赤目黄（史本接"喜笑不休"），是主脉所生病者，烦心，心痛，掌中热"。

《素问·至真要大论篇第七十四》"太阳司天"，"病本于心"一节中提到："血变于中，发为痈疡，厥心痛，呕血血泄，衄衊，善悲，时眩仆，胸腹满，手热肘挛，腋肿，心澹澹大动，胸胁胃脘不安，面赤目黄，善噫，嗌干，甚则色炲，渴而欲饮"。

显而易见，心手少阴和心主手厥阴心包（络）的病证与《素问·至真要大论篇第七十四》"病本于心"的病证非常相似。

"十二经脉"中描述了手三阴在上肢走行过程中的前、中、后的关系，表明作者支持《灵枢·邪客第七十一》中所说手太阴之脉与其它两条阴脉的诸络会于鱼际后，"数脉并注"，最后"内屈走肺"的观点。请注意，按照《灵枢·邪客第七十一》中所写手太阴之脉和心主之脉的走行方向，它们是从手走藏；而在"十二经脉"中，它们是从藏走手；两者方向相反。可能是为了模糊这个循行方向的差别，在描述手三阴的走行关系时，一律不写出"手"字，而笼统地说"少阴心主之前"，"太阴心主之后"和"太阴少阴之间"。

关于这条经脉的"所生病者"，史崧本写做"脉"；太素本写做"心主脉"。看来太素本在校勘时注意到藏病的所生病在藏的原则，在这里多出了"心主"两字。其实，史崧本的写法是正确的。因为"十二经脉"中的心已经一分为三，原来"心主血脉"的"血"分给了胃足阳明，剩下的"脉"分给了心主手厥阴。所以在这里史崧本的写法是正确的。

十、三焦手少阳之脉

三焦手少阳的病证为"是动则病耳聋浑浑淳淳（史本淳淳作"焞焞"），嗌肿喉痹，是主气所生病者，汗出，目兑眦痛，颊痛"。

众所周知，"上焦如雾，中焦如沤，下焦如渎"；三焦手少阳的经文中竟出现了耳证，令人深思。我们记得在中医理论处于五藏五府早期阶段的时候，十二经脉中的手厥阴、少阳是没有自己独立的藏府可以联系的。这一对经脉依附于手少阴、太阳之后治疗心证。在中医理论发展为五藏六府阶段时，手少阳找到了三焦。到中医理论进展到六藏六府阶段的时候，手心主找到了胸中。这一事实反映在《灵枢·经别第十一》中。

《灵枢·经别第十一》介绍了十二经之正和之别。它介绍的手心主之别（史本别作"正"）"入于（史本无"于"）胸中，别属三焦"；手少阳之正"下走三焦，散于胸中"。在这里手心主和手少阳联系的内脏完全对称，都是"胸中"和"三焦"。在"十二经脉"的心主手厥阴心包之脉所联系的内脏中，除了"胸中"、"三焦"，增加的是"心包"。

在"十二经脉"的三焦手少阳之脉联系的内脏中，有"膻中"、"三焦"和"心包"。看来"胸中"相当于"膻中"。

据《灵枢·海论第三十三》，"膻中者为气之海"，"气海有余者，气满胸中"。作为气海的膻中与"胸中"有共性，这也许是它们容易混淆的原因。

"膻中"在根结六经的厥阴中就出现了，厥阴"络于膻中"。在六经分化为十二经时，手厥阴有可能与膻中保持某种联系。"膻中"也出现在《素问·灵兰秘典论篇第八》，后世医家认为它相当于心主或心包。

关于三焦和手少阳，我们从《灵枢·本输第二》得知手少阳还有一条"足三焦者"委阳，与足太阳关系密切。那么"手三焦"又如何呢？手少阳的病证表现于上、中焦者应该如下列记载所述。

《素问·咳论篇第三十八》中说："三焦咳之状，咳（冰本咳接"而"）腹满，不欲食饮，此皆聚于胃管（冰本无"管"），关于肺，使人多涕唾而面浮肿气逆。"

《灵枢·胀论第三十五》中说："三焦胀者，气满于皮肤中，殼殼（史本作"轻轻"）然而不坚。"据《汉语大字典》，轻可解为松软；据《康熙字典》，殼同殼，物皮空也。这里表现的是三焦的气病。

在下面《黄帝内经》的篇章中，对三焦病证的介绍集中于下焦和膀胱。于是后来的医家常常用"三焦"之名去指"下焦"之实。

《灵枢·四时气第十九》中说："小腹痛肿，不得小便，邪在三焦约。取之太阳大络，视其络脉与厥阴小络结而血者。"

《灵枢·邪气藏府病形第四》中说："三焦病者，腹气满，小腹尤坚，不得小便，窘急，溢则水留即为胀。候在足太阳之外大络，大络在太阳、少阳之间，亦见于脉，取委阳。"这篇经文中又说："膀胱病者"，"若脉陷，取委中央"。

我们期待"十二经脉"中的三焦手少阳出现上、中、下三焦的病证，或者是单独出现下焦的病证，然而事实并非如此。

经过核对，我们发现三焦手少阳的是动病证"耳聋浑浑淳淳（史本淳淳作"焞焞"），嗌肿喉痹"，与《素问·至真要大论篇第七十四》"岁太阴在泉"所说的一系列肾证中的十个字的经文完全相同。这十个字很可能是全文转载的结果，偶然巧合的机率不大。无论怎样，这里的要点是作者坚持了"肾开窍于耳"的观点。

在藏府相合时，肾就与膀胱相合了。可是在遥远古代的某一时期三焦是否与膀胱的功能直接有关，尚不明确。于是出现了"三焦为孤之府，属膀胱"的说法，后来医家才确认三焦和膀胱一样，同属于肾。三焦属肾，肾开窍于耳，所以三焦手少阳中出现耳证合乎中医的基本理论。另外，从经脉理论考虑，少阳在身体的侧面，是包括了耳在内的。

"是主气所生病者"：《灵枢·五癃津液别第三十六》中说："三焦出气以温分肉，充皮肤为其津，其流而不行者为液。"这里说这条经脉的异常"是主气所生病者"在大体上是合理的，但不够贴切。

十一、胆足少阳之脉

胆足少阳的病证为"是动则病口苦，善太息，心胁痛不能反（史本反作"转"）侧，甚则面（史本接"微有"）尘，体无膏泽，足少阳（史本少阳作"外"）反热，是为阳厥，是主骨所生病者，头角（史本无"角"）颅（史本作"颔"）痛，目兑眥痛，缺盆中肿痛，腋下肿，马刀侠婴，汗出振寒，疟"。据《汉语大字典》，颅为骨名，指口车骨上抵颅骨以下者；颔指下巴。

《素问·至真要大论篇第七十四》"岁阳明在泉"中说："民病喜呕，呕有苦，善太息，心胁痛不能反侧，甚则嗌干面尘，身无膏泽，足外反热。"

胆足少阳中的是动病证与上述《素问·至真要大论篇第七十四》中"岁阳明在泉"的病证非常相似。然而该大论"阳明司天"中的病证却与"岁阳明在泉"中的病证有所不同，尽管它们都是"燥淫所胜"的后果。

"阳明司天"，"筋骨内变"，"民病左胠胁痛，寒清于中，感而疟"，"咳，腹中鸣，注泄鹜溏"，"心胁暴痛，不可反侧，嗌干面尘，腰痛，丈夫癞疝，妇人少腹痛，目昧疡疮痤痛"，"病本于肝"。

以上只有"心胁暴痛，不可反侧"、"嗌干面尖"与"岁阳明在泉"中的记载一致。从这些病证中除去"嗌干面尘"，余下的"心胁痛，不可反侧"在《素问·脉解篇第四十九》中是少阳证。但经文说这里讲的是病本于肝。"左胠胁痛"是否意味着胆的病证呢?《灵枢·五色第四十九》:"庭者,首面也;阙上者,咽喉也;阙中者,肺也;下极者,心也;直下者,肝也;肝左者,胆也。"《灵枢·五色第四十九》是介绍明堂五色望诊的论文,其中说:"明堂者,鼻也;阙者,眉间也;庭者,颜也",等等。所以,"肝左者,胆也"指的是面部胆的位置,不是说胆在内脏中的位置。然而在面部如此,或许古人会推测内脏中的胆不在正中或偏右,而在肝的左侧。显然这种推测并不符合实际。无论如何,我们注意到"阳明司天"中包括了胆证,而"岁阳明在泉"中不包括肝证。

因此,肝和胆的关系不同于脾和胃的关系。后者是你中有我,我中有你;前者则基本上是我中无你,而你中有我。这种写法突出了胆相对于肝的独立性。

《灵枢·邪气藏府病形第四》中说:"胆病者善太息,口苦,呕宿汁,心下澹澹,恐人将捕之,嗌中吤吤然,数唾,在足少阳之本末。"据《素问·阴阳应象大论篇第五》,"肾主恐";《素问·脉解篇第四十九》中说"恐如人将捕之"属少阴肾证。又据《素问·宣明五气篇第二十三》,"肾为唾"。《灵枢·邪气藏府病形等四》中的胆病中有肾证存在,这情况极为罕见。(若把胆等同于少阳,少阳与大脑半球相连,则胆病中出现肾证就不足为奇了。)

"是为阳厥":对于阳厥,注家有各种解释。不过最好的注解在《素问·病能论篇第四十六》中。经文说:"有病怒狂者,此病安生";对曰"生于阳也","阳气者,因暴折而难决,故善怒也,病名曰阳厥"。太素本"解精微论"指出,

"脑者阳也"。所以阳厥在胆足少阳中相当于脑厥。

"是主骨所生病者"体现了"少阳主骨"的理论。关于这个问题，我们在本书"少阳主骨"一节中已有详细的讨论。

王冰本"热论"中说："少阳主胆"，"故胸胁痛而耳聋"。所以《黄帝内经》中有两种不同的说法，少阳可以主胆，也可以主骨。主骨的"胆"显然是"凡十一藏取决于胆"的"胆"，不是"善太息，口苦、呕宿汁"的胆。

胆足少阳在走行中"入耳中"，"至目兑眦"，这种分布与小肠手太阳相同，不是偶然的。耳和目都与肾、心、脑相连。

在胆足少阳的病证中，只有"目兑眦痛"，没有提到耳证。它的耳证见于同名经的三焦足少阳，为"耳聋浑浑淳淳"。

我们记得在《素问·六节藏象论篇第九》中，"藏象"只讲了五藏五府，并未提到胆的存在。可是经文最后说："凡十一藏，取决于胆也。"从"十一藏"的提法就可知这句话不是"藏象"的原文，它应该来自《素问·灵兰秘典论第八》的"十二藏之相使"。但它告诉我们在古代的某一时期，某些医家认为胆的地位是高于其它脏器的。

于是《灵枢·本输第二》中所载"胆者，中精之府"的"中"字看来不像是"中正"、"中央"的表达，而更像是"内脏"的意思。这样理解，则胆就是诸藏精髓所集中之处，相当于《素问·解精微论篇第八十一》中的心；经文说："夫心者，五藏之专精也"。

作者在胆足少阳的走行中三次提到手少阳。一次说它

"行手少阳之前"，一次说它"交出手少阳之后"，最后又说它"合手少阳"。这一情况表明足少阳与手少阳的关系特别密切。

十二、肝足厥阴之脉

肝足厥阴的病证为"是动则病腰痛不可以俛仰，丈夫癩（史本作癀）疝，妇人少腹肿，腰痛（史本无"腰痛"），甚则嗌干面尘（史本接"脱色"），是主（史本无"主"）肝所生病者，胸满，呕逆，飧泄，狐疝，遗溺，闭癃"。

显而易见，这里的是动病与《素问·脉解篇第四十九》的厥阴证非常相似。后者提到"癩疝，妇人少腹肿"，"腰脊痛不可以俛仰"，"嗌干热中"。

从肝足厥阴的走行看，它"连目系，上出额，与督脉会于巅"；但是它的病证表现都在胸以下，没有提到头、目的症状。而胆足少阳的"头角痛"和"目锐眦痛"似乎也不能令人满意地认为它们补充了肝足厥阴病证的不足，因为这两个病证直接把我们引向了少阳，而不是引向"连目系"的肝。对于这个问题，如果我们回忆《素问·藏气法时论篇第二十二》中肝病者的病证，其中有"善怒，虚则目䀮䀮无所见"、"善恐，如人将捕之"、"气逆则头痛"，也可以设想，"十二经脉"中肝足厥阴所缺的病证大概是合并到肾足少阴中去了。

《素问·至真要大论篇第七十四》"阳明司天"，"邪本于肝"一节中，在行文到相当于胆足少阳的是动则病的"心胁暴痛，不可反侧，嗌干面尘"以后，接下去写道，"腰痛，丈夫癫疝，妇人少腹痛，目眛眥疡疮痤痛"。这些与肝足厥阴的是动病证相似并且提到了目证。

　　众所周知，"肝开窍于目"。另外，《素问·气交变大论篇第六十九》"岁金太过"，"肝木受邪"一段中提到的病证除了"目赤痛、眥疡"，还有"耳无所闻"。可见肝不仅与目有关，与耳也是有关的。

　　总之，肝在四经中曾属少阳，在逆从六经中也属少阳，它和胆都属少阳，都与脑相通。肝足厥阴之脉"连目系"就说明了这一点。

　　胸满：据《灵枢·根结第五》："厥阴根于大敦，结于玉英，络于膻中"；《素问·玉机真藏论篇第十九》中说："春脉者肝也"，"其不及则令人胸痛引背，下则两胁胠满"。

　　"呕逆"：《灵枢·邪气藏府病形第四》中说，肝脉"缓甚为善呕"。

　　"飧泄"：《素问·气交变大论篇第六十九》"岁木太过"中提到"民病飧泄"。

　　"狐疝"：据《素问·四时刺逆从论篇第六十四》，厥阴"滑则病狐疝风"。据《中国医学大辞典》，狐疝谓睾丸偏有大小，时上时下也。《灵枢·本藏第四十七》中说："肾下"，"为狐疝"。

　　肝足厥阴"环（史本环作"过"）阴器"，但这条经脉未提阴器病证。如前所述，笔者推测可能是因为这些病证属于筋病，不是经脉病。

　　肝足厥阴病证中最出人意料的是出现了"腰痛不可以俛

仰”和小便异常的"遗溺、闭癃"。我们在下面分别加以讨论。

（一）肝足厥阴的"腰痛不可以俛仰"和"腰痛"

在《灵枢》本"十二经脉"的肝足厥阴中，"腰痛不可以俛仰"的写法与太素本"十二经脉"中肝足厥阴内的这几个字写法相同。但《素问·脉解篇第四十九》中，上述经文写为"腰脊痛不可以俛仰"；太素本《脉解篇》中的记载与上述《素问》中的记载完全相同。

以上情况表明，"十二经脉"中肝足厥阴的"腰痛不可以俛仰"与脉解六经中厥阴的这个病证相比，确实少了一个"脊"字；或者说后者比前者多了一个"脊"字。这个一字之差说明了什么问题？我们先引证以下经文。

太素本《内经》卷三十中附有关于"腰痛"的记载。这些记载在《素问·刺腰痛篇第四十一》中。

我们先看以下两项：

"腰痛侠脊而痛，至头沈沈然，目䀮䀮（《素问》作眫眫）欲僵（《素问》接"仆"），刺足阳明郄出血（《素问》作"刺足太阳郄中出血"）。"

·　"足太阳脉令人腰痛，引项脊尻，背如重状，刺其郄中太阳正经出血，春无见血。"

在前面引用的第一条经文中，腰痛涉及"脊"。《黄帝内经素问译释》和太素本《内经》两个版本在采用的经脉上看来不同；一个采用的是"郄"，一个采用的是"郄中"。"郄中"可解为"郄"的当中。自然，也可以把"郄中"看作穴名。据《汉语大字典》，"郄"同"隙"，指的是腘横纹处。鉴于所取的足阳明、足太阳都在"郄"，都要求刺后出血；所以两种刺法并无本质上的区别，只是取足太阳者，施刺点在郄的中央，取足阳明者则施刺点稍偏而已。由于都出血，所以这里的"郄中"不像是穴位。

前面引用的第二条有关腰痛的经文也涉及"脊"，施刺部位标明在"郄中太阳正经"。

《素问·刺腰痛篇第四十一》从足太阳开始介绍了十一经的痛腰特点和治法。在足太阳腰痛以后，只有足少阴提到"痛引脊内痛（译释本此痛作廉）"，其余九条都没提到"脊"字。根据以上情况可知，腰痛涉及脊的主要是足太阳，还有足少阴。所以"腰痛不可以俛仰"和"腰脊痛不可以俛仰"的区别在于有"脊"者指的是足太阳或足少阴型的腰痛，无"脊"者指的是其它类型的腰痛。

《素问·玉机真藏论篇第十九》中说：

"冬脉者，肾也"，"太过则令人解㑊，脊脉痛而少气，不欲言；其不及则令人心悬如病饥，䏚中清，脊中痛，少腹满，小便变。"

根据这一记载，"脊中痛"为肾证。（《素问·刺腰痛篇第四十一》中足少阴的"痛引脊内痛"就不必讨论了。）

"脊痛"为太阳证和它为肾证并无矛盾，因为在逆从六经中，太阳讲的是肾病。太阳中有肾，肾中有太阳，这在《素问·至真要大论篇第七十四》中也已经讲清楚了。

因此可以认定，肝足厥阴中的"腰痛不可以俛仰"和脉解六经厥阴的"腰脊痛不可以俛仰"相比，前者涵盖的腰痛类型更为广泛，甚至可以把足太阳、足少阴两型包括在内。于是以后就全都简称为"腰痛"了。

下面我们讨论"腰痛"。

《素问·五藏生成篇第十》中说："肝痹，得之寒湿，与疝同法，腰痛，足清、头痛。"但这篇经文的肾痹没有腰痛证，只有"黑、积气在小腹与阴"等。

《素问·厥论篇第四十五》中说："厥阴厥逆，挛腰痛（太素本无"痛"），虚满前闭，谵言。"而这篇经文中少阴厥逆没有腰痛证，只有"虚满呕变，下泄清"。

《素问·刺疟篇第三十六》中说："足厥阴疟，令人腰痛，少腹满"，等等。这篇经文中足少阴疟的病证则为"令人出呕甚，欲闭户（《黄帝内经素问译释》接"牖"）而处"，等等。

《灵枢·杂病第二十六》中说："腰痛，痛上热，取足厥阴"；"腹满，大便不利，腹大，亦上走胸嗌，喘息喝喝然，取足少阴"。

根据以上记载，可知在古代有一个时期，或某个地带，医家把腰痛和肝、厥阴联系在一起，而不是把腰痛和肾、少阴联系在一起。

（二）肝足厥阴的"遗溺、闭癃"

据《中国医学大辞典》，闭癃指小便不利；癃指小便不通。

我们已经习惯于《素问·宣明五气篇第二十三》中的说法，"膀胱不利为癃，不约为遗溺"，而且"肾合膀胱"。所以对"遗溺、闭癃"出现于肝足厥阴感到难以理解。其实，时代不同，地域不同，医家派别不同，医家的观念也是变化的。我们记得在古老的六经理论中，膀胱证是与肝、厥阴有关的。《黄帝内经》中的记载如下：

《灵枢·邪气藏府病形第四》的"五藏之病变"中说："肝脉微滑为遗溺。"

《素问·痹论篇第四十三》中说："肝痹者，夜卧则惊，多饮数小便，上为引如怀。肾痹者，善胀，尻以伐（《黄帝内经素问译释》伐作"代"踵），脊以伐项（《黄帝内经素问译释》二字作"代头"）。"

《素问·诊要经终论篇第十六》中说："厥阴终者，善溺心烦"，等。少阴终者的表现则为"面黑，齿长而垢，腹胀闭"等。

《素问·刺疟篇第三十六》中说，足厥阴之疟除了腰痛证以外，还有"少腹满，小便不利，如癃状，非癃也，数小便"。足少阴之疟的病证已见前，无小便障碍。

《素问·厥论篇第四十五》中说："厥阴之厥，则少腹肿痛，膜（《黄帝内经素问译释》膜作"腹胀，泾"）溲不利"，等。少阴之厥则表现为"口干溺赤，腹满心痛"。

《素问·厥论篇第四十五》中又说，厥阴厥逆除挛腰（《黄帝内经素问译释》接"痛"）外，还有"虚满前闭"。据《中国医学大辞典》，前闭指前阴癃闭。至于少阴厥逆则一如前文所载，没有小便异常的表现。

《灵枢·杂病第二十六》中有一项记载："小腹满大，上走胃至心，淅淅身时寒热，小便不利，取足厥阴"。

　　根据以上情况可知，肝足厥阴之脉中出现腰痛证和小便异常证是符合当时医家的理论和实践的。

　　当然，《黄帝内经》中还有另外一些学派，主张肾与腰有关，膀胱与小便异常有关等等，这里就不一一列举了。

手足厥阴和手足少阳四条经脉的小结

　　在"十二经脉"最后的四条经脉中，心主手厥阴心包与肝足厥阴为同名经。虽然两者同名，其间的联系却不明显。厥阴中本来有热证或心证，根结六经中的厥阴"结于玉英，络于膻中"；可是肝足厥阴中只有"嗌干"一项体现着热证。又心主（也许是心包）代心受邪，心藏病证主要在心主手厥阴中。可见尽管心主手厥阴与三焦手少阳相表里，实际上它更靠近心手少阴，而它与肝足厥阴的关系并不亲密。三焦手少阳也出现相似的情况，虽然它与心主手厥阴相表里，但三焦属肾；手少阳在足少阳的强力牵引下直接趋向于胆足少阳的"骨"内的脑髓。因此心主手厥阴与三焦手少阳的相表里关系实际上是松散的。

　　按照中医的传统理论，肝为藏，胆为府；按照《黄帝内经》中藏府相合的理论，肝合胆。再看《素问·至真要大论篇第七十四》中的记载，肝中有胆证，胆中无肝证。可是从"十二经脉"中肝足厥阴和胆足少阳这两条经脉的情况看来，肝足厥阴除了其走行"布胁肋"外，没有提到胆证；胆足少阳的走行"循胁里"，有"胁痛"和夹杂在从胸胁到下肢中的"皆痛"，与肝证大致上相呼应。胆足少阳中只有"头（太素本接"角"）痛"和"目兑眦痛"，似乎可以弥补肝足厥阴病证的不足。此外，胆足少阳的"面（太素本接"微有"）尘"和肝足厥阴的"面尘"相同。所以两者完全相同的仅此一证。

根据以上情况，可知肝足厥阴虽然和胆足少阳为表里经，互相属络，但是胆从肝中独立出来的倾向已经非常明显。可以认为在"十二经脉"中，胆基本上独立于肝。这种写法表明作者支持以少阳为首的六经理论，也表明在古代确实存在过胆的地位高于肝的理论。《素问·灵兰秘典论篇第八》中说："肝者，将军之官，谋虑出焉。胆者，中正之官，决断出焉。"从这些描述可知肝虽为将军，但起的是参谋的作用，而作决断起主帅作用的是胆。

仔细想来，"十二经脉"的最后四条经脉具有各自为政的倾向，它们貌合神离。心主手厥阴心包直接联系到心，胆足少阳合手少阳直接联系到肾或脑，肝足厥阴则"连目系"。它们最后都归附于由心、肾和少阴、太阳组合起来的那个核心。

第三节　"十二经脉"中几个问题的讨论

一、"十二经脉"本来不是穴位连线

《黄帝内经》中的"经脉"和"经络"是有明确的定义的。

《灵枢·本藏第四十七》中说："经脉者，所以行血气而营阴阳、濡筋骨、利关节者也。卫气者，所以温分肉、充皮

肤、肥腠理、司关阖者也。""血和则经脉流行，营覆阴阳，筋骨劲强，关节清利矣。"所以经脉中流动的是血。

《灵枢·决气篇第三十》中又说："壅遏营气，令无所避，是谓脉。"据《汉语大字典》，避为离开之意。

《中国医学大辞典》对经脉的解释为"十二经之脉管也"。既然脉管内流动的是血，所以脉管就是血管。《中国医学大辞典》对经络的解释为"人体内血液所行之道也。大者纵者为经，小者横者为络"。

可见按照传统中医理论，经络系统本来就是血管系统，或者说是血液流动的管道系统。这个管道系统有主干，有分枝，分枝又有更细的分枝，最后成为孙络。所以经脉显然与穴位的连线不同；前者是树枝状的，后者是电线状的。古人为了教学的方便，画出了明堂图，铸造了铜人模型，其目的是为了帮助学习针灸的人容易记住全身的穴位和穴位的位置。古人眼中的穴位下面本来是经脉上的点，他们是用经脉或经络理论来解释针灸机理的。然而针灸穴位毕竟与针灸血管不同；针尖直接触及的往往不是血管，或不单纯是血管。在具有现代医学知识的人看来，穴位与穴位之间关联的复杂性应该远远超出了古人想像中的经络。不过明堂图和铜人模型上的穴位连线上千年来已经在人们脑海中留下了深刻的烙印，以致许多人竟认为穴位连线就是经络，就是针灸穴位机理的基础，结果带来了经络概念的混乱。

"十二经脉"中确有一些名称很像是穴位的名称，然而却经不起认真的推敲。

十二经脉在它们的走行中，脾足太阴、心手少阴、心主手厥阴心包络、肝足厥阴四条经脉一个类似穴位的名称也没有提到。其它八条经脉在走行中提到类似穴位的名称仅有15个，在经文中共出现32次。它们是"鱼际"1次，"承浆"1次，"客主人"2次，"髀关"1次，"然谷"1次，"缺盆"11次，"大迎"3次，"伏兔"1次，"人迎"1次，"膻中"2次，"人中"1次，"颊车"2次，"气街"3次，"京骨"1次，"绝骨"1次。

在"以痛为输"，不讲穴位的《灵枢·经筋第十三》也出现"肩髃"、"缺盆"、"伏兔"三个名称，它们在十二经筋的走行中共出现11次。

以出现最频繁的缺盆为例。据《黄帝内经》记载，人体有两处都称缺盆。除"颈外侧部，当锁骨上大窝之凹陷处"的缺盆外，相当于胸骨柄切迹（天突穴）的部位也叫缺盆。《灵枢·本输第二》中说："缺盆之中，任脉也，名曰天突"；经文又说："结喉以下至缺盆中，长四寸，缺盆以下至𩩲骬，长九寸。"可见在《黄帝内经》中缺盆不一定是穴位名称，它是人体某个部位的名称。

《灵枢·经筋第十三》足太阳之筋的走行中两次提到"出缺盆"。上面提到的两个缺盆都在人体的前侧，而足太阳应该走行于后侧或背侧，为什么这条经筋也过缺盆呢？《素问·气府论篇第五十九》足阳明脉气所发一段中提到"缺盆外骨空各一"。《古今图书集成医部全录·医经注释》引王冰注说："缺盆外骨空各一谓天髎二穴也。在肩缺盆中上伏骨之陬陷者中。"据《汉语大字典》，陬指山角或山脚。据《针灸学简编》的体表定位，天髎穴在肩胛的冈上窝内。所以，足太阳之筋所过的缺盆应该是这里的肩缺盆。

由此可知，《黄帝内经》时代人体有三个部位都可以称为缺盆。至于经文中指的是哪一个缺盆，就需要根据经脉的走行路线来加以判断。而在针灸理论中，只有锁骨上窝凹陷处才称为缺盆。

再看其它名称。

"伏菟"：《素问·水热穴论篇第六十二》中说："伏菟上各二行行五者，此肾之街也。"

"膻中"：《素问·灵兰秘典论篇第八》中说："膻中者，臣使之官。"

"鱼际"：《灵枢·本输第二》中说："鱼际者，手鱼也。"

"大迎"：《灵枢·寒热病第二十一》中说："臂阳明有入頄偏齿者，名曰大迎。"

"人迎"：《灵枢·本输第二》中说："一次任脉侧之动脉，足阳明也，名曰人迎。"

至于剩下的"承浆"、"髀关"、"人中"、"颊车"、"然谷"、"绝骨"、"京骨"，我们也很难确定它们是穴位，还是解剖部位。只有"客主人"好像是穴位的名称。

如果认真仔细地核对"十二经脉"和《十四经发挥》手足十二经的命名和走行起止的细节，就会发现针灸穴位连线的十二经与"十二经脉"中的十二经有许多不同之处；例如眥与眼角的不同，三个缺盆的存在，胃足阳明的止于中趾，等等。因此，如果在针灸学中保留"十二经脉"的全文，则后人可以在学习针灸的同时也学到中医理论。如果只介绍穴位连线，则实际上否定了脑和卫气的作用。张景岳的《类经图翼》虽然讲"宗营卫"三气，但贬低了脑，又架空了卫气，使后人困惑不已。

对于研究针灸理论的人来说，如果针尖刺中的是肉柱，无妨说自己在研究肉柱理论；如果说针尖刺中的是筋部，无妨说自己在研究筋部理论。现在无论从哪一种学科门类入手研究针灸的人都说自己研究的是经络，这就等于把原本是血管系统的经络概念抽象化，把五花八门各式各样的假设和猜想都混杂纠结在一起了。实际上他们研究的都是针灸机理。

二、水证或水代谢障碍的问题

从《素问·金匮真言论篇第四》"五藏之病变"中的记载看，水证的出现见于肺藏（肺脉大甚为胫肿）、肝藏（肝脉微缓为水瘕痹）和肾藏（肾脉微大为石水）。此外，脾藏病证中的"癥"也可能是引起水证的一个因素。

从《素问》中七篇大论的记载看，水证的发生大量出现于肺病和肾病。不过值得注意的是，在《素问·至真要大论篇第七十四》的"厥阴司天"、"病本于脾"中出现了"水闭"；在《素问·五常政大论篇第七十》中也有"其发濡滞，其藏脾"的说法。据《黄帝内经素问译释》注，濡滞指水气不行。另外，心藏与水证也不是毫无关系，因为它与肺是联系在一起的。例如《素问·至真要大论篇第七十四》的"少阴之复"中说："燠热内作"，"火见燔炳"，"暴瘖心痛"，"外为浮肿"，"甚则入肺"；"少阳之复"中说："心热烦躁"，

"火气内发"，"传为胕肿，甚则入肺"。

根据上述七篇大论的记载可知，五藏中引起水证的主要是肺藏、心藏和肾藏；但是脾藏的作用引起了我们的特别关注，因为在"十二经脉"的脾足太阴中也出现了"水闭"。

在远古时代，医师对脏器功能的认识还在摸索之中。例如在《素问·六节藏象论篇第九》中，脾是和三焦、膀胱等五府并列为至阴之类，通于土气的。到了《素问·灵兰秘典论篇第八》，这种局面发生了改变，追随脾胃的只有大肠、小肠，三焦，膀胱改由肾藏统领。

我们在《素问·脉要精微论篇第十七》中确实看到了脾与水病有关的另一项记载。经文说："脾脉搏坚而长"，"当病足骺肿，若水状也"。（《素问·平人气象论篇第十八》中说："足胫肿曰水"。）在这节论述五藏脉和胃脉的病证的经文中，除脾的水证外，还提到了肝的溢饮，但肾病只有"折腰"、"少血"，与水证无缘。

关于脾、肺在水代谢中的作用，《素问·经脉别论篇第二十一》中有一段精彩的论述："饮入于胃，游溢精气，上输于脾，脾气散精，上归于肺，通调水道，下输膀胱。"可见脾与肺协作是能够使尿液输入膀胱以备排出的。

"十二经脉"中的肾足少阴没讲水证，但是在肺手太阴中涉及了水（是主津所生病者），据《汉语大字典》，津可解为水；此外在胃足阳明和脾足太阴中都有水证。胃足阳明中有"腹外肿（史本作"大腹水肿"）"，脾足太阴有"水闭"。

"十二经脉"的足太阳前加了"膀胱"，在肾足少阴中写了"络膀胱"；但是对于水证来说，看来作者主要接受的是

《素问·经脉别论篇第二十一》中的观点,即"通调水道,下输膀胱"的是脾和肺;肝和厥阴大概也起了一定的作用,但肾和少阴那时尚与水证没有明确的关联。

三、"十二经脉"中"目黄"、"黄疸"、"疟"、"温淫"的安排

《内经》中关于目黄或黄疸出现的原因有以下解释。

根据《素问·平人气象论篇第十八》中的记载,"溺黄赤,安卧者,黄疸";"目黄者,曰黄疸"。又据《素问·风论篇第四十二》,"其人肥,则风气不得外泄,则为热中而目黄"。

《灵枢·本藏第四十七》中说:"心脆则喜病消瘅热中。"据《中国医学大辞典》,热中可解为风证之因热而中者;火气在腹中也;或消瘅之别称。又据《汉语大字典》,瘅通"疸";又可解为湿热。消即消渴。

《素问·六元正纪大论篇第七十一》"厥阴司天之政"的"四之气"中说:"溽暑湿热相薄","民病黄瘅而为胕肿"。据《汉语大字典》,瘅,病也;又通"疸"。

《素问·至真要大论篇第七十四》"太阳司天"一节中"病本于心"的病证中有"面赤目黄"。

《素问·五常政大论篇第七十》"赫曦之纪","邪伤心"的病证中提到"疟"。

根据以上可知,古人认为黄瘅与疟和心、胃的郁热有关。此外,如《素问·疟论篇第三十五》所述,疟也与卫气和邪气的相搏有关。

胃足阳明中除了疟疾,还提到"温淫"。"温"在古代指

一种长期持续发热的病情，热度未达到火的程度。

　　《素问·六元正纪大论篇第七十一》中说："凡此太阳司天之政"，"初之气"，"气廼大温，草乃早荣，民廼厉，温病廼作，身热头痛呕吐，肌腠疮疡"。据《黄帝内经素问译释》注，"厉"，疫病也。

　　现代医学告诉我们，引起黄疸的病因很复杂，有溶血性的，有肝细胞性的，也有阻塞性的。所以无论从中医的角度看，还是从西医的角度看，只要出现黄疸，则眼睛，甚至全身皮肤都会呈现黄色。

　　因此，"十二经脉"中怎样安排目黄、黄疸和引起黄疸的病因（疟疾、温淫）就是一个棘手的问题。作者会在十二条阳经中，或与目有关的经脉中都提到"目黄"吗？

　　"目黄"在"十二经脉"中共出现五次，见于心手少阴、心主手厥阴、大肠手阳明、小肠手太阳、膀胱足太阳。

　　"黄疸"出现两次，见于脾足太阴、肾足少阴。

　　"疟"出现三次，见于胃足阳明、膀胱足太阳、胆足少阳。

　　"温淫"只出现一次，见于胃足阳明。

　　看来作者对它们的安排是有规律可循的，详情如下：

　　1. 心手少阴和心主手厥阴中的"目黄"可能是由于心主火热的缘故。疟疾发作时有寒战和高热，温淫则表明有长期持续的发热。这是引起阳府经脉中出现"目黄"原因的一种可能性。我们看到，手足太阳中都有"目黄"。（手足少阳的情况见后。）

　　我们在前面"大肠手阳明之脉"的讨论中曾提到疟疾引

起"目黄"的原因，并用同名经的关系解释了胃足阳明的
"疟"引起了大肠手阳明的"目黄"。这个规律看来也可以解
释"十二经脉"中对其它"目黄"的安排。

2. 肾足少阴的"黄疸"在与它相表里的膀胱足太阳中引
出了"目黄"，而膀胱足太阳中的"疟"引出了手太阳的
"目黄"。这样，在安排"目黄"出现的规律上，除了同名
经，看来还有表里经间互相属络的密切关系在内。

3. 既然如此，胃足阳明中不但有"疟"，还有"温淫"，
为什么自己这条经脉中没有"目黄"的病证出现？又为什么
大肠手阳明中出现了"目黄"，而这条经脉没有分布到目的分
枝？为什么胃足阳明不光明正大地提出自己与目在走行上的
关联？如前所述，阳明在六经理论中是与目有关的。这些问
题我们将在后面"为什么手足阳明中没有到目的分支？"一节
中讨论。

4. 胆足少阳中有"疟"，但三焦手少阳中没有"目黄"，
只有"目兑眦痛"和"耳聋"等与目黄无关的症状。这种情
况看来是作者为了照顾少阳的特殊性而不得不这样作的，他
让三焦手少阳为此作出了牺牲。这样的解释似乎有理，但不
值一驳。

在"十二经脉"中，少阳的特殊性在于它联系着大脑半
球，所以它的地位和太阳是平等的。已知足太阳中有脑，有
疟，有目黄；足少阳也有脑，有疟，为什么没有目黄呢？

既然营气循环于全身内外，为什么手足少阳都没有目黄
呢？

细看《素问·至真要大论篇第七十四》我们才明白，与

肝胆病证有关的"岁阳明在泉"、"阳明司天"、"阳明之胜"、"阳明之复",以及最后提到的客主之胜复中的"阳明司天"中都没有出现目黄证;它所提到的"阳明司天"中说,"白血出者死",文意不清;其后的"阳明在泉"则病证为"下为鹜溏"。

于是我们可以明白,足太阳的目黄与脑的卫气有关;手太阳的目黄一方面与卫气有关,一方面与心有关。手阳明的目黄与心有关;足阳明无目黄,而有"溺色变",是因为它涉及到了温淫和疟。温淫不一定都是黄疸病,而疟疾引起的黄疸是一过性的,轻症的疟疾未必一定能出现看得到的目黄。

四、为什么手足阳明中没有到目的分枝?

在六经理论中,有时阳明的地位超过太阳而居于六经之首,其根据之一就是它多血多气。它在逆从六经中主脉、主心;它起的作用相当于五藏理论中主神明的心。它也与脉和火、热相关。阳明后来取代了太阴在头脑中的地位,在鼻部与太阳相接。

阳明与太阳在鼻部相接这件事渊远流长,从厥逆六经就开始了(两者都有"衄",即流鼻血的症状)。脉解六经中说"客孙脉则头痛、鼻衄、腹肿";可见鼻证在阳明中占重要地位。到了热论六经,其阳明陈述得更为具体,例如其走行"侠鼻络于目",病证为"身热、鼻干、不得卧"。这里没有提到"口",但诊要六经中说过,阳明终者表现有"口目动作"。

根据以上记载,可知阳明与鼻的相关和它与太阳在鼻部的相接不是偶然的。

《素问·太阴阳明论篇第二十九》中说："太阴阳明为表里。"然而从热论六经开始，"阳明主肉"，也即这时的阳明取代了脾主肉的功能。由此阳明中也兼有了脾的一部分功能。所以此后阳明的功能和治疗功效都有了很大的提高；在它分化为手阳明和足阳明以后，更是如此。《灵枢》中频频出现手阳明和足阳明就是这一特点的表现。

"十二经脉"中大肠手阳明的经文与胃足阳明相比，减少了许多，不成比配，其原因以后再讨论。从这条经脉的记载看，它没有忘掉热论和诊要六经中阳明的论述。它提到了"侠鼻孔"、"衄蚵"、"口干"、"目黄"和"齿痛颊肿"。

值得注意的是，作者既然想到了阳明的"侠鼻"，为什么忘记了阳明的"络目"？大肠手阳明中是没写这条经脉有到目的分枝的。胃足阳明则对于它和目的分枝联系采取了暗昧的写法，说它"起于鼻交頞中"。另外，胃足阳明中有"疟"和"温淫"，这两种病都能引起黄疸症状。但实际上没有分枝到目的大肠手阳明中出现了"目黄"，而胃足阳明自己对此却只字未提。（注：在后面"十二经脉"的布局一节中还会谈到这个问题。）

看来上述情况的出现不是由于作者的粗心大意，更不是由于他学识浅薄。笔者认为真正的原因是"十二经脉"的作者通盘考虑了全局，采用了巧妙精炼的笔法的缘故。这从他在肺手太阴的陈述中不提此脉到心的分枝，在心手少阴的陈述中不提此脉到肾的分支，等等，就可以看得出来；什么是重点，什么是关键，什么可以放弃，什么可以忽略不计，以及在什么时候谈什么问题，等等，作者对这些都是经过认真精心的盘算的。

胃足阳明中果真没有"目黄"吗？为什么在这条经脉与目的关系上欲言又止？对此我们做进一步的分析，并借此分析了解"十二经脉"作者用字的精准和力度。

按照史崧本的写法，胃足阳明中有"溺色黄"；而在太素本中，"溺色黄"写做"溺色变"。骤然看来，"黄"的表达明确；"变"的表达含糊，可能是错字。

《素问·平人气象论篇第十八》中说："溺黄赤，安卧者，黄疸。"这是古代"十二经脉"问世以前人们对黄疸的理解。

我们仔细分析尿的黄红两色所代表的含意，就会发现"黄"提示黄疸和病情与脾有关；赤提示"溺赤"，即尿血，与心有关。而对"黄赤"可以有两种解读方式：

第一种为黄或赤。当尿色纯黄时，病人患黄疸；目色可以发黄，但病轻时不一定看得出来。当尿色赤的时候，目色是不会有变化的，因为尿血的病情与尿色黄的病情不同。

第二种为黄和红。黄和红的情况可分为三型。第一型为黄色带有红色，第二型为红色带有黄色，第三型为又黄又红，这三型分别代表患者不同的病情。

（注：如前所述，在五运六气学说中，厥阴为风木，少阴为君火，太阴为湿土，少阳为相火，阳明火燥金，太阳为寒水。就寒水克火来说，在《素问·至真要大论篇第七十四》中，"太阳司天，寒淫所胜"，"血泄"、"目黄"。就风木克土来说，"厥阴司天，风淫所胜"，"冷泄"、"溏泄"；"厥阴之胜"，"小便黄赤"，"飧泄"、"注下赤白"。就君火克金来说，

"少阴司天","溺色变";"少阴在泉,客胜则"溲便变"。就相火克金来说,"岁岁阳在泉","注泄赤白","溺赤",甚则"血便";"少阳司天","温气流行","发热恶寒而疟,热上皮肤病,色变黄赤";少阳司天,客胜则"下白溺白",等等。)

因为"十二经脉"的作者已经在胃足阳明中提到了"疟"和"温淫"的存在,所以他可能是向临床实习的医生们指出,要注意病人的溺色是否有变化,以及有什么样的变化,以便做出正确的诊断,采取恰当的治疗方案。

于是从一个"变"字可以看出当时我国中医的学术达到了怎样的水平,以及作者为什么在快要写完胃足阳明全部病证的时候,在"气不足则身以前皆寒慄"的前面写出"溺色变"这三个字。因为到了病情进入虚寒状态的阶段,已经不会出现溺色黄赤颜色的变化去观察了。

后世针灸家不解这段经文的本义和作者的深意,把"溺色变"改为"溺色黄";看起来提高、明确了文意,实际上恰恰相反,令人扼腕叹息。

以上这些大概是胃足阳明在分枝到目的问题上,在是否提出目证和"目黄"的问题上,举棋不定的深层次的原因。

五、督脉

在"十二经脉"的肝足厥阴之脉中提到它"上出额,与督脉会于巅"。除"督脉"两字外,"十二经脉"中对它无任何描述。

不过在《灵枢·营气第十六》中有一些关于督脉的记载,

营气"合足厥阴，上行至肝，从肝上注肺，上循喉咙入颃颡之窍，究于畜门。其支别者上额、循巅，下项中，循脊入骶，是督脉也。络阴器，上过毛中，入脐中，上循腹裹入缺盆，下注肺中，复出太阴，此营气之行，逆顺之常也"。

据《中国医学大辞典》，颃颡指上腭内二孔，司口内津液之分泌者；畜门指鼻之外窍。据《汉语大字典》，究，达也。

根据这个记载，督脉是足厥阴上行入肺过程中的一个分支。它上额循巅，下项中，循脊入骶，贯行于颅脑和脊髓中央，然后络阴器，上行入缺盆，下注肺中。

在《素问·骨空论篇第六十》中还有一段关于督脉的记载，比较详细。

"督脉（冰本脉后有"者"）起于少腹以下骨中央，女子入系庭（冰本作"廷"）孔，其孔，溺孔之端。其络循阴器合篡间，绕篡后，别绕臀至少阴，与巨阳中络者，合少阴上股内后廉，贯脊属肾，与太阳起于目内眥（冰本眥作"眦"），上额交巅，上入络脑，还出别下项，循肩髆内侠脊抵腰中，入循膂络肾而止（冰本无"而止"）。其男子循茎下至篡，与女子等。其少腹直上者，贯脐中央，上贯心入喉，上颐环唇，上系两目之下中央。此生病从少腹上冲心而痛，不得前后，为冲疝；其女子不字（冰本字作"孕"），癃痔遗溺，嗌干。"

据《汉语大字典》，庭通"廷"；篡，与会阴穴部位相当；字，怀孕之意。

这段经文强调了督脉与少阴和太阳的相合，强调了它的"贯脊属肾"、"上入络脑"，"侠脊抵腰中，入循膂络肾而止"。可知督脉本来不是背中行二十七穴的连线，而是由厥阴、少阴和太阳组成的、贯行脑和脊柱内外的经脉的组合。它在颅腔内络脑，在椎管内贯脊髓并属肾；它与少阴、太阳关系密切，并按照足太阳的下行路线在椎管外"循膂络肾"。

严格讲来，督脉并不是一条独立的经脉，它是由厥阴、少阴、太阳合并在一起，共同荣养脑和脊髓的通路。但是这条走行于全部颅脊腔、从上到下荣养脑和脊髓内外的通路具有特殊的重要性，所以把它看做一条独立的经脉也是可以理解的。

"十二经脉"严格遵守阴历一年十二个月的原则，撰写了十二段结构相同的经文。但是阴历的一年只有 354 天，与阳历相比，每年都缺少若干天数，因而有闰月的方案出现。"十二经脉"只点出了督脉的名称，推测可能是为了顺便解释闰月的问题。

六、"十二经脉"的布局

"十二经脉"在古代为长篇巨著，全文达两千八百六十一字（太素本）。它的内容由十二个段落组成，但每段在写法上格式是统一的，即在经脉名称后依次介绍它们的走行、病证、治则和脉诊。各经的治则和脉诊写法相同，都是五十四个字。我们若把十二条经脉经文收尾的这一完全相同的 54 字去掉，则可知十二经脉各自表达走行、病证的实际字数。详情如下：

肺手太阴（166）

大肠手阳明（153）

胃足阳明（306）

脾足太阴（151）

心手少阴（122）

小肠手太阳（139）

膀胱足太阳（177）

肾足少阴（295）

心主手厥阴（121）

三焦手少阳（158）

胆足少阳（279）

肝足厥阴（154）

由于府阳经从属于藏阴经，把相表里经的字数相加，可知"十二经脉"对各藏走行病证陈述所用的字数：

肺　319

脾　457

心　261

肾　472

心主　279

肝　433

透过以上列举的数字，我们可以大体上推测五藏和十二经脉在"十二经脉"中各自所占的比重。

在五藏中，肾（含脑）的字数最多（472），其次是脾（457），再其次是肝（433），第四名是肺（319），最末一位是心（261）。

在十二经脉中，字数最多的是胃足阳明（306），其次是肾足少阴（295），再其次是胆足少阳（279）；其余各经的字数都没有超过200，它们依次为：膀胱足太阳（177），肺手太阴（166），三焦手少阳（158），大肠手阳明（153），脾足太阴（151），小肠手太阳（139），心手少阴（122），心主手厥阴（121）。在十二经脉中，心手少阴是倒数第二名。

我们先看作者介绍五藏所用字数的情况：

居首位的是肾（472），其中肾足少阴275，膀胱足太阳177。两者差别显著。

居次位的是脾（457），其中胃足阳明306，脾足太阴151。两者差别显著。

居第三位的是肝（433），其中胆足少阳279，肝足厥阴154。两者差别显著。

居第四位的是心主（279），其中三焦手少阳158，心主手厥阴121。两者差别不明显。

居末位的是心（261），其中小肠手太阳139，心手少阴122。两者的差别不明显。

通过以上对比可知：1. "十二经脉"中用字数目最多的是肾藏（472）；肾足少阴（295）与膀胱足太阳（177）相比，占绝对优势。可以设想，肾（含脑）是"十二经脉"全文的重点。肾足少阴（295）的字数仅次于胃足阳明（306）。

2. 作者对脾藏用字的数目次于对肾藏，为457字，可能是由于其胃足阳明肩负着既主心、又主胃的双重使命。胃足阳明的306个字的数目达到了十二经脉各经字数的顶峰。

3. "十二经脉"中用字数目居第三位的是肝藏（433）；胆足少阳的279字几乎是肝足厥阴154字的一倍。这也许是对《素问·灵兰秘典论篇第八》中"肝者，将军之官，谋虑出焉；胆者，中正之官，决断出焉"的一种数学上的诠释。

4. 五藏中的肺（319）用字数目居第四位；肺手太阴（166）和大肠手阳明（153）的字数没有明显的差别。

5. 心主的字数为279，略高于心藏的261。与心主手厥阴（121）相表里的三焦手少阳（158）相比，其差别意义不大。

6. 心藏的字数为261，是六藏中最低的。心手少阴的122个字，竟低于小肠手太阳的139个字。139这个数虽然只比122多了17个，但这个差别提醒我们太阳脑大概比心还要重一些。

胃足阳明虽有306字，位居十二经脉字数之首，但是其中的胃证从"于胃则消谷善饥，溺色变（史崧本变作"黄"）"，到"胃中寒则胀满"，占16字。因此这条经脉真正主心的陈述为290字。这个数字与心手少阴的122字和心主手厥阴的121字相比，差别很大；就是把心手少阴和心主手厥阴的数目加在一起，也就是243，与胃足阳明主心的字数290相比，其差异也是明显的。

由以上的比较可知在"十二经脉"中，实际上起主血、主脉作用的主要是阳明。

笔者注：我们讨论了"目黄"、"黄疸"、"疟"、"温淫"在"十二经脉"中的安排，说胃足阳明中没有"目黄"，不合作者自己设计的规律。因为它本身有"疟"和"温淫"，并且与它相表里的脾足太阴中有"黄疸"，与它为同名经的大肠手阳明中已经出现了"目黄"。不过太素本中的"溺色变"在史崧本中写做"溺色黄"，"溺色黄"的意义和"目黄"是一致的，尿色的改变可以像目色的改变一样，表明黄疸的存在。但这并不影响我们对"为什么手足阳明没有到目的分枝?"这一问题的讨论。这个情况也许是胃足阳明之脉在史崧本中出现注文的原因（太素本的注解中也提到这个注文）。原注文见括号内的文字。（"胃足阳明之脉起于鼻之交頞中，旁纳（一本作约字），太阳之脉"。据《汉语大字典》，纳为引入之意；约可解为约束、约会，但也可解为阻止、阻拦。所以在胃足阳明与太阳之脉的关系上，其表达是犹豫含糊、不够清晰的，更不要说它与目的直接经脉联系了。）

　　我们当然不能单凭字数去评价各藏和各经在"十二经脉"中所占的份量，相信作者也不会在预先算好了字数才动笔写作的。然而在文章写完以后，藏、经用字的数目就可以在一定程度上透漏作者内心的意图。所以这些数据有一定的参考价值。

　　我们在前面曾经指出，"十二经脉"的作者为了减轻心藏的负担，只写出了它与肺的无法摆脱的联系，在病证的陈述上也极力地简化，并且调走了它主血、主脉的功能。笔者推测作者的意图是让这个轻松的心容易上升去"系目系"。换句话说，"十二经脉"中心手少阴的心实际上是脑中的心。试看在五藏理论中，心为君主之官，"主不明则十二官危"。把这里心的地位与它在六经理论中的地位相比，同一个心在不同的古代中医理论中有天壤之别。五藏论的心高高在上，而"十二经脉"中的心却仰望上面的脑。

　　"十二经脉"以肺手太阴为首。但是肺手太阴的走行、病证只有 166 个字，加上大肠手阳明总共不过 319 字，在六藏中居第四位。原因何在？

　　我们知道，在《素问·至真要大论篇第七十四》中，由于少阴君火和少阳相火都克金，所以在这篇大论有关五藏病证的陈述上，肺证比其它四藏多出了一倍。我们再看"十二经脉"各经引用的是动病经文，许多都是整句甚至整段地引用了《素问·至真要大论篇第七十四》中的记载；但是肺手太阴的病证却没有像别的经脉那样完整地引用《素问·至真要大论篇第七十四》中的经文。它对肺证的陈述简单得出奇，就连"膨膨而喘咳"的"膨膨"也省略了。我们尽最大努力去分析、辨认，才得知它与肾、心有关，它的目证"瞀"自古以来始终使人困惑不解。

　　作为"藏之长"和"五藏六府之盖"的肺，应该与其它藏府有广泛的联系，可是肺手太阴除了在走行中"行少阴心主之前"外，只与"中焦"、"大肠"、"胃口"相关，就连它与心的关系也是后来在心手少阴中才正式在走行中提出来的。

　　作者减轻肺的负担看来用力不下于对心。

　　笔者推测，"十二经脉"作者对肺手太阴的陈述作这样出人意料的安排，其目的有二：一是为了突出肺的轻清为阳、与天之阳相通的特点；二是为了让读者的注意力迅速集中到大肠手阳明中提到的鼻子上。

　　在我们一直读到肾足少阴的时候，肺、心、肾之间的关系才算一齐交待清楚了。可见作者虽然把"十二经脉"分成十二个段落，但在内容上它们是有轻有重，有前有后，互相补充，彼此照应的。

　　作者介绍肝藏，用了433个字。不过其中的胆（足少阳）占了279字，肝（足厥阴）只154字。从这里可以看出少阳的重要性和独立性。作者对三焦手少阳和胆足少阳相合的处理也是很巧妙的。在胆足少阳的走行中说"合手少阳";三焦手少阳"从耳后入耳中",胆足少阳也"从耳后入耳中";它们都"至目兑眥"。这种形式的相合只有手太阳和足太阳可以相比。小肠手太阳至"目兑眥"和"目内眥",其"目内眥"与膀胱足太阳相接;小肠手太阳"抵鼻",膀胱足太阳"鼽衄"。而大肠手阳明和胃足阳明就是简单的连续相接的关系了,这种连续相接看起来简单,实际上是非常复杂的。

关于胃足阳明,本书在前面已经进行过许多讨论,这里就不重复了。

"十二经脉"是古代一位大手笔的杰作。十二经脉的每一条都用五十四个字的同样的治则和脉诊方法结尾,似乎是不必要的啰唆和重复。这种写法一次次地打断、扰乱了文意。这样做其实是作者在模仿阴历一年三百五十四天的十二次月亮的变化。一年中月相盈了又亏,亏了又盈,伴随着海潮的进退。如果我们怀着古代医生们的心情去看"十二经脉",就会在学习它提供的医学知识的同时,感受到它也是一部充满了诗情画意、令人百读不厌的好书。

笔者推测,像"十二经脉"这样精彩的医学巨著,它的正式书名大概是缺失了的;因为从内容看,它的论述涉及了从基础医学到临床医学,从辨证到施治,从针灸到用药的几乎是医学的所有的领域。称它为"十二经脉"只是后人没有办法的办法。

第四节 "十二经脉"的小结

一、"十二经脉"诞生于我国古代五藏辨证施治的时期。当时的医学理论有各自不同的五藏派和六经派，施治方法主要是刺灸和药物的使用。在众说纷纭、莫衷一是的情况下，"十二经脉"的作者博采众长，去粗取精，整合了不同的五藏学派和六经学派的论点，提出了五藏从属于脑这一全新的中医理论。"十二经脉"不是专门为刺灸疗法所写的著作，从它与《素问·至真要大论篇第七十四》的密切相关看来，似乎是更倾向于药物疗法的理论。它也总结了当时丰富的临床经验，是《黄帝内经》中最珍贵的一篇正确处理了脑与五藏关系的医学杰作。

二、当时我国的医学界派别林立，论说纷杂；不论五藏论者，还是六经论者，都是如此。"十二经脉"虽然讲的是十二条经脉，但是由于表里经的相互属络，实际上变成了六对。另外，手足同名经之间的联系也很明显，六经的根底依然存在。所以，在本质上"十二经脉"并没有离开六经的理论体系。

三、在古代，医家的认识与现在有很大的不同。例如现在中医都接受腰为肾之府的观点，对于腰痛，首先考虑的是治肾，但在古代，人们却认为腰是与肝和厥阴相关的。现在人们都接受肾合膀胱的论点，然而在古代，人们却认为"遗溺"、"闭癃"的小便异常与肝和厥阴有关，与肾和少阴无关。

现在的人们都知道肾主水，肾为水藏，但从"十二经脉"中的记载看，当时主宰水代谢的主要是肺和脾，肝也参加在内。

《黄帝内经》中收录了各式各样的学术观点，有些继承下来了，有些则被淘汰了、遗忘了。时代变，医学在变，人们的观念也在变。若不了解历史背景和古人是怎样思考的，一味地用现代的中医理论标准去衡量古人的观点，就无法理解古人说了些什么，甚至会把古人看得一无是处。

四、"十二经脉"中的六藏病证，实际上是五藏病证。当时的五藏"参天地，副阴阳而连四时，化五节"，"所以藏精神血气魂魄者也"，而六府还没有资格进入辨证论治的舞台。所以"十二经脉"中的六府只不过是解剖学中的名词。古老的五藏与皮肉筋骨脉是相应的，这个传统在"十二经脉"中已演变为与津、液、血、筋、气、骨。

"十二经脉"中的五藏病证与王冰增补进《素问》的七篇大论，特别是其中的《素问·至真要大论篇第七十四》关系密切。这篇大论写成于何时，我们不得而知。在日本散佚的《黄帝内经太素》的七卷中有无这篇大论，我们也不得而知。但是它和《气交变大论》、《五常政大论》等一起为我们保留了极其珍贵的记载，使我们能够揣摩、了解"十二经脉"中的内容。

五、"十二经脉"对中医理论最大的贡献在于它整合了六经和五藏理论，把五藏置于头脑的统率之下。作者最勇敢的、理论上的创新在于他把心从"血"、"脉"中剥离出来，使之与目系（即脑、太阳）相连，同时也把肾吸收进来，组成了少阴与太阳合并、以太阳（脑髓）为主轴的设想。为了把这一设想变成理论，从远古以来我们的祖先经历了无数临床生死的考验才摸索出这个道理。在此基础上作者吸收了厥阴肝，并尊重少阳主骨的观点，在主轴中增加了少阳的成分。

在"十二经脉"中，肺居于首位，符合它为藏之长的称号。心为君主之官，肝为最贵之藏；但一个"系目系"，一个"连目系"。脾没有直接和太阳相连，可是它的经脉"上膈，注心中"，并且"连舌本，散舌下"，而肾足少阴也是"络心"、"挟舌本"的。所以脾是通过心、肾间接与太阳联系的。肺与太阳之间则存在三种不同形式的关联。（目与脑，手阳明在鼻通太阳，鼻与脑的直通。）

从六经理论方面看，作者显然坚持"三阴者，六经之所主也，交于太阴"的论点，把太阴放在首位。"十二经脉"从六经的角度看来，实际上是太阴、阳明，少阴、太阳，厥阴、少阳。

"十二经脉"中还有一些提法引人注目。按照传统中医理论，肝主筋，因此可以预测肝足厥阴的所生病者应该出现在胆足少阳；肾主骨，因此可以预测肾足少阴的所生病者应该出现在膀胱足太阳。这样的预测是基于"十二经脉"的表里经已经相互属络在一起的实际情况。然而作者却做出了另外的安排：肝主的筋移到了膀胱足太阳，也即肾的名下；肾主的骨移到了胆足少阳，也即肝的名下。这样的调整自然与胆和少阳的特殊性有关，把肝的所生病转移到骨在理论上也是说得通的，何况它已经"连目系"。但是把肝主的筋转移到膀胱足太阳，也即肾的名下，却不能不使我们想到一个严肃的问题，即肝主的"筋"是否就是肾主的那种在膀胱足太阳内与脑髓相关联的"筋"。

六、人体结构和功能调整是极其复杂的，病情也千变万化。从《黄帝内经》中的记载看，各派医家都可以根据自己的临床经验提出自己的理论。以耳为例，实际上不是所有的医家都认为耳专属少阳的。《素问·缪刺论篇第六十三》中说："手足少阴、太阴、足阳明之络，此五络皆会于耳中"，还提到"邪客于手阳明之络，令人耳聋时不闻音，刺手大指次指爪甲上"。可见手足少阴、太阴，阳明六络都是入耳的，不限于手足少阳。按照这样的说法，与耳有关的经脉就非常广泛了。可见《素问·金匮真言论篇第四》中说"心开窍于耳"并非偶然，肺手太阴与耳有联系也不值得奇怪了。

从百家争鸣、众说纷纭中抓住重点，构筑起一种新的医学理论体系，谈何容易。"十二经脉"的作者尊重传统理论，又根据新积累的临床经验，把当时杂乱无章、相互矛盾的医学理论整理出一个头绪并且勇敢地提出了一系列独创性的见解，为古代中医理论做出了杰出的贡献。

作者以鼻、耳、目、口、舌做为各条经脉交会联络的中转站；这样一方面可以把有关经脉引向太阳脑髓，另一方面便于体现传统的五藏和六经理论。例如肺开窍于鼻，大肠手阳明"挟鼻孔"，有"鼽衄"证；胃足阳明"起于鼻"，有"鼽衄"证。小肠手太阳"抵鼻"，膀胱足太阳有"鼽衄"证。手阳明、足阳明都是阳明，手太阳、足太阳都是太阳。

这些记载体现了古老的厥逆六经中所说的"阳明厥逆"，"善惊衄呕血"和"太阳厥逆"，"呕血善衄"。阳明和太阳都有衄这个鼻证，于是肺通过鼻就与阳明和太阳相通。

肾开窍于耳，但是肾足少阴不到耳，没有耳证；心手少阴也不到耳，没有耳证。可是小肠手太阳"至目兑眦"，有"目黄"证，并且"入耳中"，有"耳聋"证。后一情况表明太阳中有肾的存在，因而体现出肾开窍于耳。另一方面我们注意到，三焦手少阳和胆足少阳除了都"入耳中"（前者还有耳聋证），它们也都与目兑眦相关。后一情况表明少阳与太阳是相连的。从胆足少阳的"是主骨所生病者"，可知这里的胆实际上相当于肾，因为"肾主骨"。既然胆足少阳"合手少阳"，所以在少阳中也体现了肾开窍于耳的理念。

三焦本属于肾，出现耳证是合乎情理的，只是现实中的肾已经被胆和少阳取代了。

从后面《灵枢·经筋第十三》的讨论中可知，侧头部相当于"角"的部位，也即少阳的深层相当于左右两侧的大脑半球，与太阳的笼统的脑并无原则性的区别。

"十二经脉"吸收了营气循环的理论，并沿其十二经隧的次序阐述自己的医学观点，但它的理论核心乃是以脑为五藏最高领导的神经论。后世针灸家利用这篇经文，把它改造为全身穴位的连线。做为穴位连线的十二经脉与《灵枢·经脉第十》中的"十二经脉"相比，在经脉的名称上、走行上，以及内容和核心理论上都是有区别的。两者不应混为一谈。

第五节 六经理论的演变和它坎坷的经历

阴阳理论起源于古人对自然存在的现象和规律的观察，例如天地、日月、昼夜、男女等等。至于阴阳两方怎样统一和转化的问题，古人在太极图中设计了一个阴阳鱼合抱的、正圆的图形；并在阴鱼的头部加了一个阳眼，在阳鱼的头部加了一个阴眼。这个图形反映了古人高深的哲理。

中医六经理论中提到的"開"、"閔（或闔）"、"枢"，实际上是阴阳鱼图形的诠释；其中的鱼眼相当于三阴、三阳中的"枢"。

笔者在本书"六经理论"中，曾推测六经起源于四经（春为少阳，夏为太阳，秋为太阴，冬为少阴）。由于在"数字六经"中"一阳为游部"，"一阴至绝，作朔晦"，"一阳"的立足不稳，"一阴"的存在短暂；它们与三阳、二阳、三阴、二阴相应的父、母、经、维相比，不在同一个等级水平。

《素问·阴阳离合论篇第六》和《灵枢·根结第五》把人体比拟为庄稼，人的六经像禾苗一样根起于足。按照这样的比拟去设想，六经的每一条都独立存在，除了立跟于足这个共性以外，它们的茎干、枝叶之间是不相关或没有联系的。根结六经的阐述只讲各经的起点和结点，以及各经的病证，而不涉及经与经间的关联。这一情况也许与把人比拟为庄稼有关。

我们在本书"少阳主骨的问题"一节中提到，六经中厥阴、少阳，太阴、阳明和少阴、太阳相表里的论点在《内经》

中不是同时、一齐提出来的，而是散见于不同的论篇。这个情况提示着六经中阴阳经的相表里的关系大概是医家经过长期临床的观察和实践才总结出来的。

当然，我们也可以推测，由于《素问·阴阳离合论篇第六》有明显的经文缺失，则"太阴之表，名曰阳明"、"少阴之表，名曰太阳"这样的记载可能就在缺失之列。

然而《素问·藏气法时论篇第二十二》告诉我们，六经在治疗五藏病证时不是一律按阴阳经表里相配使用的。

"肝病者"，"取其经，厥阴与少阳；气逆"，"取血者"。

"心病者"，"取其经，少阴、太阳、舌下血者。其变病，刺郄中血者"。

"脾病者"，"取其经，太阴、阳明、少阴血者"。

"肺病者"，"取其经，太阴、足太阳之外厥阴内血者"。（据《黄帝内经素问译释》注，"厥阴内"：甲乙经"内"字下有"少阴"二字）

"肾病者"，"取其经，少阴、太阳血者"。

这篇经文说明以下几点：首先，这里的六经出现在刺脉出血治病的远古时代。其次，虽然篇中记载有厥阴、少阳，少阴、太阳，太阴、阳明三种阴阳经表里相配使用的情况，但对"肺病者"的治疗采用的两条都是阴经。第三，医生治病时不是只采用六经。对"心病者"除少阴、太阳外，还取了"舌下血者"和"郄中血者"；对"脾病者"除太阴、阳明外，还取了"少阴血者"。

所以六经的三对阴阳相表里在《素问·阴阳离合论篇第六》中一齐出现的可能性不大。

　　《素问·太阴阳明论篇第二十九》中说："阴气从足上行至头，而下行循臂至指端；阳气从手上行至头，而下行至足。"这是六经从被人比拟为庄稼以后，首次演变为真正的人体六经医学理论的开端。这些经文的重大意义在于它提出了人体脉气是循环的这个理念，并且在这个循环中认定头部是阴阳转换的枢纽。所以《素问·太阴阳明论篇第二十九》中提到的六经可以视为"十二经脉"的雏形，或者说它是"十二经脉"交响乐的前奏。

　　到了春秋战国百家争鸣、合纵连横的时代，在六经开始分化为十二经的时候，六经理论和五藏理论就结合起来了。在五藏理论中，目、耳、鼻、口、舌只是五藏各自的窍，而在六经理论中它们增加了新的功能，即变成了经脉联络和脉气转运的接待站。

　　"十二经脉"的作者吸取了《灵枢·营气第十六》中营气循环的理论，把脑和六藏六府串联起来成为一个整体，划时代地把上述阴气从足上头，由头走手；阳气由手走头，由头下足的、原始的气血循环理论提升为比较准确的气血循环理论，也使当时中国医学达到了世界一流的水平。

　　"十二经脉"以脑为人体最高调控中枢的理论的正确性和正当性，在魏晋间（220～420 年）皇甫谧著《针灸甲乙经》时，是得到医学界的公认的。从《针灸甲乙经》把"十二经脉"经文安排在总论的位置，把卫气理论提前于营气理论进行介绍，使穴位的排列从头部开始沿太阳经走行，等等，都说明了这一点。《针灸甲乙经》问世后，在很长历史时期内医家拥护《针灸甲乙经》的理论体系是有道理的。

　　这种局面随着《黄帝内经》散佚和唐代（618～907年）王冰编纂《素问》并加以注解而发生了变化。医家和针灸家开始怀疑《针灸甲乙经》的理论，最终在元代（1206～1368年）滑寿写出了《十四经发挥》。从此越来越多的人推崇《十四经发挥》，漠视了《针灸甲乙经》。

　　从文献记载看，历史上只有明代的李时珍了解"十二经脉"的真谛。他在《本草纲目》中提出了"脑为元神之府"的观点。

　　"十二经脉"博大精深，分为十二段。它们从架构形式上看完全相同，形成了似乎每一段都可以独立存在的态势；但是从内容上看它们环环相扣、互相印证，上虚下实，此隐彼显，前后呼应，浑然一体。

　　"十二经脉"的构思大胆、机敏、缜密而灵巧，作者的笔法严谨，用字精当。这篇著作不仅对医学有重大贡献，而且从文章上看也是罕见的、精彩的佳作。这件祖先给我们留下的瑰宝不应该再湮没下去了。

　　"十二经脉"是从理论上贯通中西医学术思想的桥梁。把它树立起来，经过中西医的共同努力，相信今后创建具有中国特色的医学就不会像过去那样困难了。

第十一章 筋

第一节 筋的定义

在《黄帝内经》中，筋的涵义广泛，可以指不同的对象。《汉语大字典》对筋的注释有下列几种：附着在骨头上的韧带，肌肉，或静脉管。

《素问·五藏生成篇第十》中说："诸筋者，皆属于肝（冰本肝作"节"）。"《素问·痿论篇第四十四》中说："宗筋主束骨而利机关也。"这种说法表明筋指肌腱、韧带一类的结构。据《中国医学大辞典》，宗筋也可指阴茎内的筋脉。《灵枢·寒热病第二十一》中说："人迎，足阳明也，在婴筋之前；婴筋之后，手阳明也。"据《中国医学大辞典》，婴筋，颈之竖筋也。在现代医学看来，则相当于胸锁乳突肌。在推拿中，有时也把强直的肌束称为筋。《灵枢·水胀第五十七》中说："腹胀身皆大，大与肤胀等也；色苍黄，腹筋起，此其候也。"这里的腹筋显然是腹壁表层扩张的浅静脉。

我们今天在口语中还有一种与筋有关的说法，即"脑筋"，如"脑筋急转弯"，"伤脑筋"，"动脑筋"等。这种提法很可能是受到了《素问·金匮真言论篇第四》"春气在头，其病在筋"和"十二经脉"中足太阳"络脑"，"是主筋所生病者"的影响。这些民间俗语反映了脑与筋的关联，却不是肝与筋的关联。

实际上，《黄帝内经》中还有另一种人体结构也称为筋，但是后世医家对它的存在和特点关注不够。

第二节　《黄帝内经》中特定涵义的筋

一、这种筋与脉关系密切

一般认为肌腱、韧带部位是血管分布较少的区域，然而在《黄帝内经》中我们常见"筋脉"一词。《黄帝内经》中频繁出现"筋脉"一词，如同"筋骨"那样，可知筋与脉的相关并非偶然。

《素问·生气通天论篇第三》："筋脉和同"，"筋脉沮弛"，"筋脉横解"。

《素问·阴阳应象大论篇第五》："其次治筋脉。"

《素问·五常政大论篇第七十》："筋脉不利。"

《灵枢·寿夭刚柔第六》："风伤筋脉，筋脉乃应。"

《灵枢·口问第二十八》："诸脉虚则筋脉懈惰，筋脉懈惰则行阴用力（太素本前文两筋脉均作"筋肉"）。"

二、这种筋与感觉和运动都有关联

《灵枢·九针论第七十八》："筋脉（冰本二字作"经络"）不通，病生于不仁。"

从"筋脉不通，病生于不仁"，可知筋脉都与感觉有关；

筋也有不通的问题，可见筋内像脉内一样，有气质的运行。《素问·经脉别论篇第二十一》中指出，"食气入胃，散精于肝，淫气于筋"。

根据以上记载，可知筋和脉一样，其中有气质运行，与人的感觉、运动和精神有关。

筋和脉之间在功能上也有关联。《灵枢·经脉第十》中说："脉弗荣则筋急。"

《素问·生气通天论篇第三》中说："有伤于筋，纵，其若不容。"据《说文解字》，纵，缓也。《黄帝内经素问译释》对此句的解释为筋伤后，出现痿废，肢体不受意志支配。这篇论文中又说："大筋緛短，小筋弛长，緛短为拘，弛长为痿。"据《黄帝内经素问译释》，緛音软，收缩之意；弛即伸而不屈；拘指拘挛不能伸展。

可见这种筋不仅与感觉和运动有关，在生病时也可以引起肢体的拘挛和痿废。

三、这种筋与内脏和内脏病有关

《素问·奇病论篇第四十七》中说："人有尺（冰本尺后有"脉"）数甚，筋急而见，此为何病"；对曰"此所谓疹筋者（冰本无"者"），是（冰本是后有"人"）腹必急，白色、黑色（冰本后接"见"），则病甚"。

据《汉语大字典》，疹可解为"病"。"腹急"表明腹内脏器有急剧变化；白为肺色，黑为肾色。上述经文表明筋病可以引起内脏的变化。

《灵枢·百病始生第六十六》中提到了"缓筋"和"膂

筋"。据《汉语大字典》，缓为疏松、宽松之意。经文说，邪气"著于缓筋也，似阳明之积，饱食则痛，饥则安"；"其著于膂筋，在肠后者，饥则积见，饱则积不见，按之弗（史本弗作"不"）得"。

而关于阳明之积，该篇是这样描述的："挟脐而居，饱食则益大，饥则益小"。

太素本在上述经文下有这样的注解："缓筋，足阳明之筋也；邪客缓筋是足阳明筋从下上腹，侠齐而布，似足阳明经脉之积"。"膂筋，足少阴筋，循脊内侠膂，在小肠后附脊"。

缓筋和膂筋显然不是肌腱或韧带；它们是和脏器相连的。

四、这种筋与脑髓和精神有关

《灵枢·痈疽第八十一》中说："热气淳盛，下陷肌肤，筋髓骨（史本无"骨"）枯，内连五藏，血气竭。"这句经文把"筋"与"髓"两字写在一起，并说它们"内连五藏"，足见古人认为髓通过筋与五藏相连。

《素问·生气通天论篇第三》中说："阳气者，精则养神，柔则养筋"；"筋脉沮弛，精神乃央"。据《汉语大字典》，沮，止也；央通殃。已知脑为阳，肝为阳，心为神之舍，也属太阳。如果我们仔细玩味上述经文，就会明白古代医家心目中的筋是一种何等重要的结构了。与"神"相提并论，接受阳气滋养的"筋"怎么会是肌腱、韧带这样的结构呢？

"十二经脉"中膀胱足太阳"入络脑"，其病证为"是主筋所生"；可见原来由肝所主的筋，这时已归属于肾（详见前文）。根据这些情况，把膀胱足太阳中提到的筋认定为单纯的肌腱、韧带是无法令人信服的。

《素问·通评虚实论篇第二十八》中说："形度，骨度，脉度，筋度，何以知其度也"；《素问·方盛衰论篇第八十》中说："诊有十度，度人脉度、藏度、肉度、筋度、俞度。"可见古人对筋是进行过认真的观察和度量的。遗憾的是筋度已经失传。

《素问·皮部论篇第五十六》中提到，"皮有分部，脉有经纪，筋有结络"。有结、有络的筋不像是肌腱韧带一类的结构。

《灵枢·九宫八风第七十七》中说："风从东方来"，"内舍于肝，外在于筋纽"。据《汉语大字典》，纽可解为"结"，也可解为"绺"；纬十缕为绺，绺也可作"束"解。

根据以上记载我们可以推测，古人已经发现了一种类似肌腱、韧带的人体结构，它与脑髓和内脏相连，有结，有络，呈束状或丝缕状，与感觉和运动功能有关，也与痫瘛和痉证有关。很可能是由于在肉眼下肌腱、韧带与神经结构都是白色、纤维样的组织，古人才没有把它清楚地和结缔组织区分开来，而笼统地称它为筋。

应该承认，世界上最早发现人体神经结构的是中医，不是西医。《灵枢·经筋第十三》的论述使我们对中医的神经论有了进一步的了解。令人遗憾的是，后来中医基础医学的水平发生了倒退。

第三节　后世中医忘掉了
古人发现的、特殊的筋

隋朝和唐朝虽然相距很近，但在对筋的认识上却发生了明显的变化。我们以《素问·调经论篇第六十二》中"然筋血者"和《素问·刺腰痛篇第四十一》中"内筋"的注文为例，说明杨上善与王冰在观点上的差异。

一、然筋血者

"然筋血者"，杨注为"足少阴经无然筋，当是然谷下筋也"，王注为"然谓然谷，足少阴荥也，在内踝之前，大骨之下陷者中，血络盛则写之"。

二、内筋

杨上善注："内筋在踝大筋前，太阴后，内踝上三寸所。大筋当是足太阴之筋。内筋支筋在足太阳大筋之前，足太阴筋之后，内踝上三寸也。"

王冰注："谓大筋之前分肉也。太阴后大筋前，即阴跷之郄交信穴也。"

这种情况表明，唐朝时人们对筋的理解已经与隋朝不同。医家趋向于用经络穴位来解释筋或经筋，似乎不知筋为何物了。

对"然筋血者"，张景岳在《类经》中注道："当作然

谷，足少阴之荥穴也，出其血可写肾之实"。清代马莳在《古
今图书集成医部全录·医经注释》中的注文为"肾经之荥穴
名然谷者，其筋中有血"。"筋中有血"只能看做是一种无可
奈何的解释。众所周知，肌腱韧带内极少有血管分布。对
"内筋"，张景岳注"筋之内也，即复溜穴"，马莳注"复溜
在内筋中"。

在太素本中，"缓筋"注明为"足阳明之筋"；"脊筋"
注明为"足少阴筋"。此后史崧本《灵枢经》、《类经》、《古
今图书集成医部全录·医经注释》的注文中只说它们是
"筋"，而不再区分它们是十二经筋中的哪一条。经筋理论越
来越不受人们的重视，好像能够解释针灸理论的只有经脉或
经络。其实是人们忽略了"十二经脉"中膀胱足太阳"是主
筋所生病者"的重要提示。

从《针灸甲乙经》问世以后极少有人提到《灵枢·经筋
第十三》，就可知后世中医对古人发现的特殊的"筋"陌生到
什么程度。

第十二章　经筋篇

第一节　绪　　论

《灵枢·经筋第十三》是"十二经脉"的姊妹篇，它们一起收录在《黄帝内经》中。

《黄帝内经》以后，《针灸甲乙经》继续收录"十二经筋"，把它排列在总论卷二的"十二经脉"之后，"骨度肠度肠胃所受"之前，做为该书总论的一部分。然而在《针灸甲乙经》以后的历代针灸著作中，几乎见不到"十二经筋"的踪影。如唐代的《千金方》，宋代的《铜人腧穴针灸图经》、《针灸资生经》，元代的《十四经发挥》，明代的《针灸聚英》、《针灸大全》，清代的《针灸集成》，这些针灸专著绝口不提经筋。我们只在明代杨继洲著《针灸大成》中见到它收录了"十二经筋"，但在这个标题下加注了"节要"两字。

经筋理论的不受重视一方面固然与它"以痛为输"，不讲穴位有关；另一方面也与后世医家遗忘了祖先在解剖中所发现的神经结构的"筋"，并且把它混同于肌腱韧带有关。

在传统的中医理论中，"肺主身之皮毛，心主身之血脉，肝主身之筋膜，脾主身之肌肉，肾主身之骨髓"。这就意味着肺病引起皮毛的异常，心病引起血脉的异常，肝病引起筋膜的异常，脾病引起肌肉的异常，肾病引起骨髓的异常。

　　如前所述，"十二经脉"的作者把传统上由肝所主的筋移到了与脑髓直接相通的膀胱足太阳门下，做为膀胱足太阳的所生病者。在这种情况下，由于心与太阳相通，肾也与太阳相通，肾足少阴又与膀胱足太阳相表里，少阴与太阳就特别密切地结合在一起。这时的筋可以说是由脑、肾所主，或者说是由脑和肾、心所主。此外，由于胆足少阳的所生病者在骨，而且直通于三焦手少阳入耳和目，所以这时的少阳和胆也参加了对筋的调控。

　　显而易见，"十二经脉"中的筋已经不是通常肝所主的肌腱、韧带等，而是一种特殊的、与脑髓有关的筋。这可能是十二经筋以足太阳为首，又特别重视足阳明、足少阳的原因。

　　然而，毕竟人体还是有许多筋需要由肝来主的。《灵枢·经筋第十三》同时讨论了与阴器有关的筋。足厥阴之筋直达并结于阴器，在阴器它结络足阳明、足少阴（含足太阴）和足太阴之筋。由于足阳明之筋合少阳、太阳，所以在阴器足厥阴直接联系了足三阴和足三阳六条经筋。可见足厥阴之筋虽不直接上头，但其信息是直通头脑的。根据经文的记载，手三阳之筋与足三阳相接，手三阴之筋也与其它经筋以不同的形式相连，因此足厥阴之筋实际上与全身的经筋都是相通的。

　　根据以上分析可知，《灵枢·经筋第十三》中所讲的筋有两种不同的成分，既有与脑髓相连的神经成分，也有肝所主的肌腱韧带等成分。

　　《灵枢·经筋第十三》只是一篇介绍十二经筋病证和治法

的临床医学文献，它不是全面论述经筋理论的学术专著。但是通过对其内容的分析，我们可以了解一些古代中医神经论的大致情况。

第二节　评经筋的注解

太素本《黄帝内经》对经筋有下列注文，概括了长期以来人们对经筋特点的认识。

"十二经筋与十二经脉俱禀三阴三阳行于手足，故分为十二。但十二经脉主于血气，内营五藏六府，外营头身四支。十二经筋内行胸腹郭中，不入五藏六府。脉有经脉、络脉，筋有大筋、小筋、膜筋。十二经筋起处与十二经脉流注并起于四末；然所起处有同有别，其有起维筋、缓筋等皆是大筋别名。"

《中医学概论》在"十二经筋"的论述中表达了基本相同的观点，即它们"运行于体表肌肉"，其"运行通路多在体表肢节，而不入于内脏"。此外，它们"是以手足三阴三阳分类的"："足三阳经筋结合于頄，足三阴经筋结合于阴器，手三阳经筋结合于角，手三阴经筋结合于贲"。

粗略地看来，以上介绍基本属实。但是仔细阅读《灵枢·经筋第十三》的经文，我们还可以提出以下几点补充修正意见。

一、十二经筋不仅可以分为结合于人体四个部位的手足阴阳四个组，它们之间还有更为特殊的密切关联。例如十二经筋中，足太阳与足少阴相合，足少阳与维筋相接，足阳明与少阳、太阳相合，足太阴与足少阴相合，足少阴内含足太阴，足厥阴结络诸筋，以及手少阳合手太阳等。仅凭这些相合和相结、相络，可知十二经筋之间存在着另一些组合方式，其复杂程度远远超过了《中医学概论》中提到的手足阴阳的四个结合组。

二、经筋"不入五藏六府"和"不入于内脏"的说法值得商榷。在十二经筋的走行中确实没有提到任何内脏的名称，但是一些经筋的病证表明，它们涉及了内脏，特别在手三阴等经筋。

例如手太阴经筋的病证为"息贲、胁急、吐血"（据《灵枢·本藏第四十七》，息贲的内因与肝高有关）；手心主经筋的病证为"胸痛、息贲"。据《中国医学大辞典》，息贲指肺气积于胁下，喘息上贲也。

手少阴经筋的病证为"内急，心承伏梁"。据《中国医学大辞典》，内急指骤欲大便；据《灵枢·邪气藏府病形第四》"五藏之病变"，心脉"微缓为伏梁，在心下上下行，时唾血"。

《素问·生气通天论篇第三》中说："因而饱食，筋脉横解，肠澼为痔"，可见筋是分布于全肠道的。

此外，足阳明经筋的病证有"癀疝"。据《灵枢·邪气藏府病形第四》"五藏之病变"，肝脉滑甚为"癀疝"；《中国医学大辞典》按此证乃肝木乘胃之病。又足太阴之筋的病证有"两胁痛引膺中"。

　　足少阴之筋的病证中有"瘛"（或痫）。据《中国医学大辞典》，此症发时昏不知人，猝然眩仆，甚则瘛疭抽搐，目上视，或口眼歪斜，或口作六畜声，将醒，时吐涎沫，醒后又发，有连日发者，有一日发三、五次者。这些症状表明足少阴之筋与肝、肾、心或脑是相关的。

　　至于手太阳经筋的"耳中鸣"和"目瞑良久乃能视"，则令人联想到这里出现的是脑证。

　　三、《中医学概论》中说，十二经筋"都是起于四肢末端，盘旋于腕、肘、腋、肩、踝、膝、股、髀等关节处，而后布于胸背，终于头身"，这些都是正确的。但是我们如果仔细观察足太阴和手三阴之筋的走行，就会发现它们完全有可能与胸腹腔内的脏器发生联系；详见后面的讨论。

　　四、为什么在十二经筋的走行中不提藏府和脑的名称？

　　对于这个问题我们做如下的推测：其一，这里重点介绍的是外周的经筋病证，"以痛为输，以知为数"，不涉及复杂的藏府机理问题；其二，经筋的筋中有与脑髓相连的筋，也有与肝相关的筋，两者夹杂在一起。对于神经这种新发现的事物究竟是怎样与藏府联系的暂时难以察明；其三，作者利用众所周知的"十二经脉"经脉复合命名的涵义，以足太阳隐射脑髓，以足阳明隐射心和胃，以足少阴隐射肾，以足太阴隐射脾，以足厥阴隐射肝，以手太阴隐射肺等，来表达自己的学术观点，这样可以使自己的见解更具灵活性和变通性。

　　如前所述，由于神经不像血管那样具有鲜明的红色，所以它在内脏的分布很容易与结缔组织混淆在一起，不易分辨。

试想如果经筋与五藏六府和脑都没有联系，它们岂不变成了无源之水，无本之木？

第三节　十二经筋的走行

《灵枢·经筋第十三》对十二经筋在四肢走行、病证和刺治方法的陈述清晰明白，不需要更多的讨论。为了探讨经筋理论的方便，现将十二经筋的走行简述如下：

一、"足太阳之筋起于（足）小指之上"，"上挟脊上项；其支者别入结于舌本；其直者结于枕骨，上头，下颜，结于鼻；其支者为目上纲，下结于頄"；"其支者"，"上结于完骨"；"其支者"，"邪上出于頄"。据《汉语大字典》，頄指颧骨。

二、"足少阳之筋起于（足）小指次指"，"其支者起于外辅骨"，"其直者上肶乘季胁"，"结于缺盆"，"直者循耳后上额角，交巅上"，"上结于頄；支者结于目外（史本无"外"）眥为外维"；"维筋急，从左之右，右目不可开"，"左络于右，故伤左角，右足不用，命曰维筋相交"。

三、"足阳明之筋起于（足）中三指"，"加于辅骨"，"上循胁，属脊"，"其支者结于外辅骨，合少阳"，"其直者"，"聚于阴器，上腹而布，至缺盆而结"，"上挟口，合于頄，下结于鼻，上合于太阳"，"为目下纲"。

四、"足太阴之筋起于（足）大指之端内侧"，"其直者上结（史本上结作"络"）于膝内辅骨"，"聚于阴器，上腹结于脐，循腹裹结于胁（史本胁作"肋"），散于胸中，其内者著于脊"。

　　五、"足少阴之筋起于（足）小指之下"，"并足（太素本无"足"）太阴之筋，邪走内踝之下，结于踵（史本踝作"踵"）"，"与足太阴（史本足太阴作"太阳"）之筋合，而上结于内辅之下，并太阴之筋而上，循阴股结于阴器；循脊内挟膂上至项，结于枕骨，与足太阳之筋合"。

　　六、"足厥阴之筋起于（足）大指之上"，"上结于内辅之下，上循阴股结于阴器，结（史本无"结"）络诸筋"。

　　七、"手太阳之筋起于小指之上"，"上绕肩胛"，"结于耳后完骨；其支者入耳中"，"上属目外眦"；"其支者"，"属目外眦，上额（史本额作"颔"）结于角"。

　　八、"手少阳之筋起于小指次指之端"，"合手太阳"，"其支者当曲颊入系舌本"，"其支者"，"属目外眦"，"结于角"。

　　九、"手阳明之筋起于大指次指之端"，"绕肩胛，挟脊"，"其支者上颊，结于顺"；"直者"，"上左角，络头"。

　　十、"手太阴之筋起于大指之上"，"上结缺盆，下络（史本络作"结"）胸裹，散贯贲，合贲下，抵季胁"。

　　十一、"手心主之筋起于中指"，"其支者入腋下，散胸中，结于贲（史本贲误作"臂"）"。

　　十二、"手少阴之筋起于小指之内侧"，"上入腋交太阴，伏（史本作"挟"）乳裹，结于胸中，循贲（史本贲误作"臂"）下系于脐"。

　　以上经筋的走行情况可大致归纳如下：

1. 足太阳之筋在枕骨与足少阴（含足太阴）之筋相合。

2. 足阳明之筋与足少阳、足太阳之筋相合。

3. 足少阳之筋在外辅骨与足阳明之筋相合，上头角后发展为维筋相交。

4. 手太阳之筋与足太阳在完骨相接，手少阳之筋与足少阳在角部相接，手阳明之筋与足阳明在頄部相接。因此手足三阳的经筋是各自在头部相通的。

5. 根据手三阳之筋都与角有关，可知手三阳之间是相通的。根据足三阳之筋都与頄有关，可知足三阳之间也是相通的。

6. 足太阴之筋穿过腹腔和胸腔，"其内者，著于脊"。手太阴之筋在"合贲下"以后也可能走行于腹腔。

7. 手三阴的经筋不上头，它们与体腔内的贲（鬲）相连，是非常特殊的一组经筋。它们与其它经筋的关系比较复杂。

8. 足三阴中的足厥阴之筋在阴器结络诸筋（足少阴、足太阴、足阳明之筋）。如前所述，通过这些经筋，足厥阴与全身的经筋都是相通的。

在经筋的走行中，常常出现"结"字。太素本对"结"的注释为"曲也，筋行廻曲之处"。笔者认为这样的解释有些牵强，因为据《汉语大字典》，"结"字有双重涵义，其一为固结或结束，另一为连接或交接。作者正是巧妙地利用结字的两重涵义，把身体的十二条经筋又结又接地串联起来，组成了经脉系统以外的另一个新的系统。

第四节　经筋的运动功能

《灵枢·经筋第十三》中提到的许多病证，例如"伤左角，右足不用"、"脊反折"、"转筋"等都是与肌肉的运动功能或紧张状态异常有关的。其中的"伤左角，右足不用"背后的潜台词是伤者主观上想使用右足，但右足不受意志的支配。

在十二经筋中，足少阴之筋起于小指之下以后就"并足（太素本无"足"）太阴之筋，邪走内踝之下，结于踵（史本踝作"踵"），与足太阴（史本足太阴作"太阳"）之筋合而上结于内辅之下，并太阴之筋而上，循阴股，结于阴器"。

细看上述经文可知，足少阴之筋内是含有足太阴之筋的成分的。另外，足太阴之筋在踝部又有一部分与足少阴相合并随足少阴上行，在枕骨与足太阳之筋相合，而足太阴的主干"其内者，著于脊"。所以足太阴之筋的主干不上头，但它的一部分是同足少阴一起"循脊内"入脑的。

足太阴之筋的入脑让我们想起与脾有关的一些《黄帝内经》理论。例如"脾藏意"，"脾主肉"，脾藏"开窍于口"，"病在舌本"，"病之在肉"，脾脉"太过则令人四支不举，其不及则令人九窍不通"。

关于脾、足太阴与脑脊的关系我们在本书前面的五藏理论中已经进行了详细的讨论，不再重复。

所以，若把"脾藏意"和"肾藏志"结合起来，就可以明白足太阴加入足少阴的深层涵义了。古人想告诉我们的是意志在肌肉活动中的作用或意志对运动的影响。

除了足太阳和足少阴（含足太阴）之筋的入脑，足阳明和足少阳之筋也是入脑的。

令人感兴趣的是足阳明之筋起于中三指，即足中趾。在"十二经脉"中，胃足阳明之脉在足中趾有两个分支。我们曾分析过，其中一支与心有关，一支与胃有关；或者说胃足阳明是有两重性的。

在经筋理论中，看来作者是把胃足阳明的两重性借用到足阳明之筋身上了。足阳明之筋在外辅骨合少阳后，最后"下结于鼻，上合于太阳"。因此，脑中也有心的成分。与此同时，足阳明之筋"属脊"，足太阴之筋"著于脊"，所以两者可以协同调控脾胃的活动。

关于阳明与心的关系，在逆从六经中已有记载："阳明不足，病心痹"；脉解六经中也提到"阳明络属心"。

此外，《素问·热论篇第三十一》六经中还说："阳明主肉"；可见足阳明入脑还有协助脾主肌肉的作用。

一、随意运动

通过脑和肾、心、脾的功能，人体可以随意完成各种动作或运动，或维持某种姿势。《灵枢·经筋第十三》中提到的目上纲和目下纲与眼睑的开闭有关，舌则与咀嚼、吞咽和发音有关。眼睑有"目不可开"和"目不合"的病证，舌有"舌卷"的病证，口也有"口僻"的病证。

令人奇怪的是眼球也是转动灵活的器官，但在《灵枢·经筋第十三》中三次提到目外眦时，只有一次提到它在视觉方面的改变，"目瞑良久乃能视"，却没有一次提到眼球在运动或姿态方面的变化。三次提到"目外眦"的是手太阳之筋和手少阳之筋。手少阳之筋是与手太阳之筋相合的。

《灵枢·大惑论第八十》中说："脑转则引目系，目系急则目眩以转矣"；《素问·三部九候论篇第二十》中说："足太阳气绝者，其足不可屈伸，死必戴眼。"

笔者推测，在《灵枢·经筋第十三》的原文中应该有涉及眼球姿态或运动变化的记载。这样的记载的缺失很可能是由于后世医家把眦理解为眼角，而没有认清它指的眼外肌。眼角是不可能出现"戴眼"、"目瞑"等病证的，于是在传抄经文时就删掉了这样的文字。

经筋除了运动功能，还有感觉功能，例如联系鼻的经筋有传递嗅觉的功能，联系舌的经筋有传递味觉的功能等。不过这些在《灵枢·经筋第十三》中不是讨论的重点。

二、呼吸运动

独立的足太阴之筋"循腹里，结于胁（史本胁作"肋"）"。解剖学告诉我们胁肋间有肋间肌。足太阴之筋的结于胁肋自然与胁肋的运动有关，而胁肋的运动会引起胸腔容积的变化，也即引起肺的呼吸活动。这种呼吸通常称为胸式呼吸。

与呼吸有关的还有足太阴的同名经手太阴之筋，它"散贯贲，合贲下"，也即与横膈的运动有关。由横膈运动引起的呼吸通常称为腹式呼吸。

不论胸式呼吸，还是腹式呼吸，呼吸运动一般是在不经意的情况下自主进行的；但是人们也可以用主观意向去控制其中之一或对两者同时进行控制。不过众所周知，对呼吸停止的控制在时间上是有极限的，到了极限时刻，呼吸运动的恢复是无法抑制的。

足太阴之筋"著于脊"，也即不上行入脑，使胸式呼吸具有了自动性或不随意性；足太阴之筋的一个分支在足部随足少阴入脑又使脑对这种呼吸具有了一定的调控能力。

与横膈运动有关的腹式呼吸，其机理与胸式呼吸不同，手太阴之筋在缺盆与足阳明、足少阳之筋相接，接受心和大脑半球的调控；同时肺的信息也通过缺盆处的足阳明和足少阳之筋向上传递。由于足阳明有"属脊"的部分，所以腹式呼吸也具有自动性或不随意性。

古人为什么对人的呼吸进行如此深入细致的分析和探讨，看来与养生长命术有关。

根据《素问·上古天真论篇第一》中的记载，长寿的养生方法中有"呼吸精气，独立守神"一项。《素问·生气通天论篇第三》中也指出"故圣人传（太素传作"搏"）精神，服天气而通神明"。据《汉语大字典》，传为召或引之意，也可解为延续；搏为执持之意；服为练习或从事之意。所以古人很早就关注呼吸的机理和呼吸的保健作用。

蒋维乔先生著有《因是子静坐法》一书。其练功的要点是意守丹田，专心于调整腹式呼吸的频率和幅度，使它们逐步地减慢、加深。中国的养生气功渊远流长，值得进一步研究，使它有益于人民的保健事业。

三、不随意的自主运动

（一）足太阴之筋"散于胸中，其内者，著于脊"；足阳明之筋"属脊"。

手心主之筋和手少阴之筋与其它经筋都没有直接的联系，但前者"散胸中"，后者"结于胸中"。看来这里的胸中相当于胸纵膈的部位，胸裹则相当于肺所在的胸腔。

根据以上情况，可知心主和心藏的活动直接由著于脊的足太阴调控，也即直接由脊髓调控，自主地搏动；同时，属脊的足阳明也会对它的活动施加影响，并向上传递它们的信息。此外，心的信息也可以通过足少阴之筋直接上脑。

（二）足太阴之筋"上腹，结于脐，循腹裹，结于胁"；手少阴之筋"循贲，下系于脐"。此外，手太阴之筋"合贲下"以后也可能与腹裹的脏器联系。归根结底，腹内胃肠的活动主要由脊髓调控，自主地进行活动；同时这些活动也受到属脊的足阳明之筋的影响，并向上传递它们的信息。

第五节　　正常和反常的经筋序列

十二经筋的排列次序已经表明了它尊重足经，崇尚阳经；提示着它们以脑髓的太阳为主轴。然而与此同时，作者又故意颠倒了春夏秋冬四季的顺序和每季三个月的大、中、小的次序，使俨然合乎规范排列的十二经筋陷入了错乱状态。

经筋为十二条，符合一年为十二个月的数目。经筋十二条的排列顺序也符合《黄帝内经》时代的常规，例如《灵

枢·经水第十二》和《灵枢·卫气第五十二》（太素本"经
脉标本"）中十二经的顺序。作者在《灵枢·经筋第十三》
中也广泛地引用了"十二经脉"和《黄帝内经》中的许多理
论。但是在仔细分析了十二经筋每段经文最后的几个字的时
候，我们发现了异常。在《灵枢·经筋第十三》中，足太阳、
足少阳、足阳明之筋属春季，足太阴、足少阴和足厥阴属秋
季，手太阳、手少阳和手阳明属夏季，手太阴、手心主和手
少阴属冬季。这样的安排意味着从春直接跳到秋，又从夏直
接跳到冬，同时秋与夏、冬与春也处于逆反的状态，令人惊
奇。

　　按照传统，在三级分类中，孟最大，仲居中，季最小。
所以在四季中，每季中三个月的正常顺序应为孟、仲、季。
可是我们在春季中看到的足太阳、足少阳、足阳明之筋的月
份次序为"仲春痹"、"孟春痹"、"季春痹"；在夏季中，手
太阳、手少阳、手阳明之筋的月份次序为"仲夏痹"、"季夏
痹"、"孟夏痹"；在冬季中，手太阴、手心主、手少阴的月份
次序为"仲冬痹"、"孟冬痹"、"季冬痹"。按照史崧本的记
载，只有秋季的足太阴、足少阴、足厥阴之筋符合正常的孟、
仲、季次序，即足太阴为"孟秋痹"、"仲秋痹"、"季秋痹"。
不过按照太素本的写法，秋季三个月的次序也不符合正常次
序，而是"仲秋痹"、"孟秋痹"、"季秋痹"。其它三季中三
个月的排列则与史崧本相同。

　　由此可见，十二经筋在四季的排列上和每季三个月的排
列上，都出现了反常的现象。笔者推测，作者采用这种笔法
的意图在于提醒读者，经筋理论是一种有别于"十二经脉"

的理论，并且具有奇异的特性。

第六节　小　结

一、《灵枢·经筋第十三》对神经论的贡献

《灵枢·经筋第十三》除了在十二经筋的走行中不提五藏六府外，同时也绝口不提"脑"和脑证，如头痛、狂癫疾等。但通过对经筋的描述，我们可以感受到脑和脊髓的存在。

（一）头角（大脑半球）概念的确立和维筋交叉的发现

在传统的中医理论中只提到笼统的"脑"字，对少阳也只知它走行于身体的侧面。"十二经脉"的胆足少阳之脉的病症中提到"头角痛"一次（史本中无"角"）；而经脉的"左络于右"的概念只见于大肠手阳明之脉的"左之右，右之左"。

《灵枢·经筋第十三》中没有"脑"字，只有一个"头"字（见于足太阳之筋），却有五个"角"字（两个见于足少阳，三个见于手三阳）。可见这时医家已经明确认识到脑分为左右两半，即现代医学所说的大脑半球。

"维筋相交"显然与"故伤左角，右足不用"或"故伤右角，左足不用"的临床发现有关。这是古代中医对神经论的一大贡献，它不仅直接证实了脑与筋的联系，也证实了大脑半球与对侧下肢运动功能的联系。

（二）脑与脊髓的分工与合作

通过"循脊内"和"挟脊"，也即沿椎管内和椎管外的

经筋走行，心、肝、脾、肺、肾等的信息都上行并集中于脑内，而脑也通过足太阳等经筋直接或间接地调控或影响全身的活动。

在传统的中医概念中，"脑为髓之海"、"髓者以脑为主"，脑和脊髓是连在一起的。《灵枢·经筋第十三》使足太阴之筋"著于脊"，这就使脑与脊髓的功能有了分工，也即古人已经发现了内脏活动的自主性和相对于脑的调控的独立性。为了解释这种现象，作者精心构建了经筋之间的联系方式。

（三）彻底划清了心与脑的界限

在《灵枢·经筋第十三》中，作者利用阳明主心的理论使足阳明与足太阳在鼻部相合，也即"主神明"的心就和胸中自主搏动的心脏完全分开了。这一做法似乎让我们又可以明白作者不提藏府名称的原因。经筋论借用了"十二经脉"的十二经命名，这些命名是把藏府名称和经脉名称结合在一起的，于是可以利用人们观念中存留的印象领悟经筋背后涉及的藏府。另一方面，十二经筋中除手三阴外都是直通于脑的；五藏在脑中体现为神、魂、魄、意、志的高级精神活动，有别于它们在人体内的正常生理活动。从这两方面考虑，不提藏府名称而用手足十二经的名称可以起到两种作用：其一，划清与"十二经脉"的界限；其二，划清实体脏器与它们在脑中功能的界限。

（四）提出了随意运动和自主的、不随意运动的不同机理的设想。特别是对于呼吸机理的剖析，令人深感古人在基础医学方面已经取得了很高的成就。看来古人已经发现肺的呼吸是被动进行的。

二、《灵枢·经筋第十三》区分了两种类型的筋

足厥阴之筋"结于阴器,结络诸筋"。这个提法与《素问·痿论篇第四十四》中所说的"阳明者,五藏六府之海也,主润宗筋,宗筋者,束骨而利机关"是一致的。据《中国医学大辞典》,宗筋指阴毛中横骨上下之竖筋,即阴茎内之筋脉也。

《灵枢·经筋第十三》中肝所主的筋与肾所主的筋混杂在一起,不过居于首要地位的是"脑筋"。

三、《灵枢·经筋第十三》在继承传统的基础上发展了中医理论

足太阳与足少阴之筋在枕骨的相合,使我们联想到脉解六经中太阳与肾的关系;足阳明与足太阳在鼻部的相合使我们联想到厥逆六经中阳明与太阳的关系。至于太阴和阳明的关系,在《灵枢·经筋第十三》中更是得到了高度的发挥。

足少阴之筋"上结于内辅之下",足厥阴之筋也"上结于内辅之下"。这两条经筋在到达阴器以前就在下肢的同一部位重合了。这多半是在体现肝、肾之间特殊密切的关系。

第十三章 结语和建议

一、针灸理论演变历史的回顾

秦汉间（公元前 221 年至公元 220 年）成书的《黄帝内经》全面地收录了远古至秦汉间的医学文献，内容涵盖医学的各个领域和众说纷纭、相互矛盾的各种医学理论。

晋代（265～620 年）皇甫谧撰写的《针灸甲乙经》，全面继承了《黄帝内经》理论和当时丰富的针灸经验，体现了《黄帝内经》中以脑为阳、以太阳为六经之首的理论，奠定了中医针灸学的基础。

隋末唐初的战乱使《黄帝内经》散佚民间。唐朝（618～907 年）王冰收集《黄帝内经》佚文撰写《黄帝内经素问》时，忽视了《黄帝内经》中六经理论的重要地位和"脑者阳也"一派的意见，混淆了六经与十二经的区别。他坚持藏府论，否定脑的重要功能。例如，他提出了六经中的少阴为肾、太阳为膀胱的观点和脑者阴也的观点。王冰整理《黄帝内经》佚文有功，但对《黄帝内经》的理解难免有偏颇之处。这些有欠公允的见解对后世的针灸和中医理论影响深远。

当药物疗法在五藏六府理论指导下蓬勃发展的时候，处于弱势的针灸也在寻求新的十二经理论的支持。针灸学家如宋代的王惟一和元代的滑寿放弃了《针灸甲乙经》的卫营兼顾传统，向藏府论和古老的"十二经脉"靠拢。他们改变了

"十二经脉"的藏府经脉复合的命名方式；如把"膀胱足太阳之脉"改称"足太阳膀胱之经"，把"肾足少阴之脉"改称为"足少阴肾之经"；又改变了《灵枢·本输第二》五藏六府输一律向心流注的方向，使营气沿"十二经脉"的顺序运行；同意了用膀胱代替脑的主张。结果是把"十二经脉"改造成以脉内营气循环为主的、无脑、无卫的针灸理论。这些改变和改变的缘由集中反映在明代张景岳的《类经图翼》里。

在《类经图翼》中，卫气在平旦阴尽时绕过目和脑直接从足太阳内眼角的睛明穴启动。我们也注意到现存版本的"十二经脉"中，与目有关的经脉都不直截了当地写出"目"字而写为与内或外眼角有关。笔者怀疑这一显然不符合《黄帝内经》理论的写法，与后世针灸医家刻意回避目与脑的关联有关。不过，在客观上也存在另一种可能性，即针灸不可能在眼球上施行，只能在眼球的周边施行；也即眼球不是穴位的所在。为了把"十二经脉"变成针灸理论，也只好把"目"改成眼角了。无论如何，笔者怀疑把"十二经脉"中的"背"变成"皆"很可能是后世医家所为，其意图是为了把"十二经脉"变成穴位连线，或变为针灸理论。但这一改动却违背了"十二经脉"原文的本义，架空了脑和目在卫气循行中的作用。

唐代的王冰和明代的张景岳都是《黄帝内经》理论的专家，他们的学术观点受人敬重是理所当然的，但是做为后人，除了敬重前辈，更要敬重真理。《黄帝内经》中不乏脑为阳的种种提示和推论，但是直到清朝光绪年间《黄帝内经太素》从日本返回中国，我们才见到了"脑者阳也"的确凿无疑的论断。这一论断促使笔者坚持深入地学习《黄帝内经》，于是写出了这些学习笔记。

二、"十二经脉"不是简单地把六经的每一条分为手、足两段而形成的，它也不是《灵枢·营气第十六》的重复或细节的补充；它是六经理论的高度发展和完善。它阐述的是一种全新的、既适用于刺灸疗法、也适用于药物疗法的中医理论，其特点是以脑为人体的最高调控中心。关于作者怎样形成这样的论断，这里就不重复了。

特别值得注意的是在膀胱足太阳中提出了"是主筋所生病者"。这一论断表明古人已经认识到脑和筋的关系。这种筋已经不像是肝所主的筋了。

《灵枢·经筋第十三》在"十二经脉"的基础上进一步发展、提升了中医的神经论。

"十二经脉"针对当时混乱、相互矛盾的五藏和六经学派，去粗取精，删繁就简，巧妙构思，独辟蹊径，创立了新型的中医理论。《灵枢·经筋第十三》则针对不久前发现的经筋进行了认真的探索，将脑所主的筋和肝主的筋区分开来，将随意运动和自主运动区分开来，既尊重传统，又敢于从实际出发勇于创新。这两篇著作反映出来的学术思想方面的活泼、自由和开放，在《黄帝内经》中实属罕见。它们很可能是春秋战国百家争鸣时代医家的作品。

中医也是在解剖、生理等学科的基础上发展起来的，只是在辨证和治疗方法上具有自己的特点而已。中医有自己辉煌的历史。在世界医学发展史上，最早发现血液循环的是中医，最早发现神经和神经系统的也是中医。可惜的是中医的这条科学发展之路在进入封建社会以后，被扼杀了。现在许多人认为神经论是西医理论，其实是很大的误解。

三、根据《黄帝内经》中的记载，古代中医可分为两大学派，即五藏派和六经派。前者强调体腔中的五藏是人体的主宰；后者则认为人体应分为三阴三阳，其中的太阳（内含脑和脊髓）占有重要地位，甚至是首要地位。所以五藏派与六经派的一个最大的分歧就在于如何评价头脑在人体的地位和作用。

在远古时代，药物少，毒性大，医者主要用刺灸法治病。不论五藏派，还是六经派，都是如此。到《黄帝内经》问世的时候，药物疗法在五运六气学说的推动下，有了长足进步，五藏理论也得到了丰富和提高。伴随着六府加入辨证论治，药物疗法扩大了主治对象，形成了完整的藏府论。而针灸疗法在六府加入了辨证论治以后也需要寻求新的理论，于是我们看到了晋代《针灸甲乙经》的出现。

药物疗法得到了飞速的发展。秦汉时有人托名"神农"著《神农本草经》，载药物365种。唐朝孙思邈在所编《千金方》中除了收录治疗五藏病的方剂外，还专门收录了治疗胆府、小肠府、胃府、大肠府和膀胱府的方剂。但与此同时，王冰在《黄帝内经》中有关经脉和脑的性质的注文却动摇了《针灸甲乙经》的理论基础。

在这种形势下，六经逐渐被人淡忘了。汉末张仲景著《伤寒论》，创立六经辨证之法。而这时的六经已经演变为药物疗法的理论，不再专属于针灸理论了。

中医的药物疗法已经积累了越来越丰富的临床经验，足以应对各种病症，包括脑的病症。因为五藏，特别是其中的肝、肾和心都与脑相关，治疗肝、肾、心病的药物中已经含有治疗脑病的成分，所以五藏论者认为没有必要特别关注脑的存在或重要与否。把地气所生的、阴髓的脑称为奇恒之府，已经是给了它不低的名分了。

在隋代杨上善撰注的《黄帝内经太素》中，《素问·解精微论篇第八十一》的"脑者阴也"是写做"脑者阳也"的。由于《黄帝内经太素》毁于隋末唐初的战乱，我们不知王冰在整理《黄帝内经》时是否见到过残存太素本的这句经文。不管是否经过了王冰的修改，我们见到的是"脑者阴也"。直到清朝光绪年间，《黄帝内经太素》才从日本传回中国，所以张景岳没有机会见到"脑者阳也"的经文。

从唐朝开始，一千多年来，藏府论（五藏六府加心包）占据了中医学术的舞台，六经理论几乎完全被人遗忘，脑为阴似乎已成定局。

贬低头脑的地位和作用显然是不客观、不公正的，然而这种做法无损于中医临床用药治病的有效性。不过对于针灸理论来说却是一个灾难。用无脑、无卫的藏府论是无法解释针灸理论的。

四、为了振兴针灸，宋代王惟一撰写了《铜人腧穴针灸图经》并铸造了铜人模型，标明全身穴位的位置，以利教学。在他的著作中，首次引用"十二经脉"的经文做为介绍全身穴位的次序。其实，只要穴位的主治功能不变，按照什么次序、什么路线介绍穴位，对临床治疗的效果并无影响。

元代滑寿有感于"针道微而经络为之不明，经络不明，则不知邪之所在"，著《十四经发挥》，在理论上正式把针灸用"十二经脉"中的营气学说（实际上是《灵枢·营气第十六》营气循环学说）来加以解释。他与王惟一相比，在把针灸理论复古到刺脉疗法的经络理论上又倒退了一大步。

王惟一和滑寿只是强调了穴位连线与"十二经脉"中营气循环路线的关系一致，却对"十二经脉"所宣示的理论（脑对五藏的统领）视而不见。他们在自己的著作中也都没有说明为什么改变了《针灸甲乙经》的理论体系。不过从滑寿所感叹的"经络不明"可知，他决心用营气循环的理论来阐明经络在刺穴治病中的作用。从此开始，似乎"十二经脉"蜕变成了《灵枢·营气第十六》的十二条"经隧"。

在远古用刺灸血管治病的时代，经络自然是诊病和施治的对象；对于维持人体生命的营气循环，经络也起着极其重要的作用。但是进入刺灸穴位治病的时代以后，经络理论就只能是针灸机理中的一个成分，而不可能是这个复杂机理的全部。显然，刺穴后针尖所触及的可能是血管，但也很可能是肌肉、神经或其它结构。把极其复杂的刺穴治病的机理全部由血管系统承担，特别是现在介绍针灸理论的人异口同声地都宣讲《十四经发挥》，不提《黄帝内经》中的另一些理论和《针灸甲乙经》，其后果是令一些研究人员甚至怀疑经络是否当真是血管，因为血管不可能具有如此神奇的功能。于是有人设想它大概是电磁感应线，或许是一种未知的物质流；如此等等，都是把刺穴复古到刺脉所引起的后果，或把极复杂的针刺机理全部压缩、挤进血管的后果。于是"经络"满天飞，谁也说不清经络是什么了。本来在《黄帝内经》中写得清清楚楚、明明白白的经络，却被后人讲得越来越神秘，越来越糊涂了。

五、明代的张介宾（景岳）先生花费了大量精力把《黄帝内经》经文分门别类地、逐条逐句地仔细进行了整理，编成《类经》三十二卷。他应该是最熟悉、最懂得《黄帝内经》理论的专家了，但他似乎也没有注意到"十二经脉"的理论核心，而是在《类经图翼》中力挺《十四经发挥》。

笔者推测，出现这种情况的原因可能是：其一，张景岳是一位用药治病的专家，坚定地拥护藏府论，对脑怀有偏见；其二，他把《黄帝内经》尊崇为一部经书，没有把它看做一部百家争鸣的文献汇编，辨别其中论点的是非曲直，没有用发展变化的眼光去分析古代医学理论的演变；其三，他是尊重王冰的学术见解的。

由于对脑怀有偏见，张景岳为奇恒之府加了注，说脑"畜阴精"。这方面的问题我们在前面的"卫气理论"中已经讨论过了。

我们再看张景岳对六经的处理。在《类经》的"经络类"中，他强调的是十二经和五藏六府的十一经。至于六经，他只提到了极为古老的、有关三阴三阳开、关（或阖）、枢的《素问·阴阳离合论篇第六》中的六经和《灵枢·根结第五》中的六经。前者显然有经文的缺失，后者可视为前者的补充，但过于简略，也有经文残缺和语焉不详的地方。张景岳在上述六经的注文中写道："足太阳下者根于至阴穴，上者结于睛明穴，故曰命门者目也"；"足阳明下者根于厉兑，上者结于承泣。今曰颃大者，意谓项颃之上，大迎穴也"；"足少阳下者根于窍阴，上者结于窗笼耳中者，乃手太阳听宫穴也"，如此等等。根据上述注文，可知作者在"经络类"中虽然提到了六经理论，但给人的印象是这种六经极为古老，且其陈述含糊不清，陈旧朽败；其次，对于能够解读的部分，作者是用《十四经发挥》手足十二经的穴位来诠释的，把古老的六经直接变成了后世的针灸十二经。张景岳对六经的这种诠释与王冰相比，其失误又前进了一步。

《黄帝内经》中与"十二经脉"关系密切的《素问·脉解篇第四十九》六经被收录在十四卷"疾病类"的六经病解项下，对后世影响巨大的热论六经被收录在十五卷"疾病类"的伤寒项下，至于四时刺逆从六经则被收录在十七卷"疾病类"六经痹疝项下，如此等等。这样，《黄帝内经》中许多有关六经的论述就被作者分散了，孤立了。其结果给人的印象是六经理论已经过时，没有独立存在的价值，不值一提了。（注：六经理论确实已经过时，但若想了解"十二经脉"的真谛却只有回到远古的六经时代。）

本来后世中医很少提起的六经理论，到了《类经》问世以后，就更加无人问津了。

《中医学概论》看来深受张景岳的影响。在"藏象"中把脑定性为属阴的奇恒之府，在第五章《经络》中不提六经，并且指出"人体有五脏、六府、四肢、百骸、五官、皮毛、筋肉、血脉等组织和器官"；在所附一整页的十二经络、经筋大表中，标明了五藏、六府和心包。

既然经络"分布于周身，通达表里，贯彻上下"，连皮毛都接受经络营气的供养，为什么脑不在其中？明明膀胱足太阳中有脑的存在，为什么在经络、经筋的分布图表中，只有五脏六府和心包？

笔者几十年来一直被这种经络理论所困惑，因为它无法解释"十二经脉"中的许多问题。这些问题我们在"前言"和前文中已经多次列举，其中最违反常理的是用膀胱来代替脑。究竟谁会相信暂时储存尿液的膀胱府竟能"为诸阳主气主筋"呢？这些问题半个世纪以来令笔者百思不得其解。直到耄耋之年，反复学习《黄帝内经》，才开始醒悟，必须在承认脑为阳的前提下，从六经理论出发去解析"十二经脉"的经文，才有希望了解它的真正的内涵。可想而知，这样做面临着重重的困难。本书中的许多分析和设想只能算做初步发掘和探索的管窥之见。再说笔者的许多假设和猜想也有待地下文件（特别是竹简）考古发现的验证。进一步的研究，留待后人吧。

六、新中国成立后，中医和针灸事业得到了扶持和发展。1959 年南京中医学院出版了修订后的《中医学概论》，对于中医发展和西医学习中医都起到了良好的作用。现在时间已经过去五十多年了，不知此书是否考虑进一步的修订。

不论有无再次修订的机会，笔者愿提出以下建议：

1. 在《中医学概论》中，除了介绍藏府论用药治病的传统理论和经验以外，建议加强对针灸理论的介绍，因为针灸现在已经推广到世界各地，受到了好评。早在唐代，《针灸甲乙经》就已经流传到国外了。国外也有汉学家，也有人研究针灸理论。《十四经发挥》能否代表中医针灸理论，在多大程度上代表中医针灸理论，是值得商榷的。

2. 在《中医学概论》中，除了介绍五藏六府的藏象理论以外，也应该介绍以头脑为支柱的六经理论。"十二经脉"实际上是六经理论的发展，它并不是单纯的、只适用于刺治疗法的理论。它客观地、合理地处理了脑和五藏的关系，是针药并用的、全面的中医理论。它是《黄帝内经》中保存下来的惟一系统论述以脑为人体主宰的著作，它是中医理论王冠上的一颗明珠。

3. 建议不要滥用"经络"这个词和经络的概念。经络只能解释刺营的理论问题，却解释不了刺卫的理论问题；肉柱、筋部、骨属等都在脉外卫气的分布范围内。在经络以外，还有极广阔的领域和极复杂的机理需要探索。只讲经络既不符合《黄帝内经》理论，也不符合客观实际。

继承、发扬祖国医学遗产首先需要分辨什么是精华，什么是糟粕；什么是正确的，什么是错误的。五十多年来，在临床方面中医和西医的结合推动了医学的进步，硕果累累，但在中医理论的整理上投入的精力太少。把《黄帝内经》的古文不加分析、照本宣科式地翻译成白话文对于后人领会它的深层次的涵义所起的作用有限；能够看懂的，不翻译也能明白，难于看懂的，看了白话文的翻译仍然莫明其妙。但愿有更多的人对《黄帝内经》进行深入的考证，使人们能够全面了解中医宝藏的珍贵，以及古代医家的聪明智慧和实事求是的科学风范。

附录一　《灵枢·经脉第十》"十二经脉"原文

"肺手太阴之脉，起于中焦，下络大肠，还循胃口，上膈属肺，从肺系横出腋下，下循臑内，行少阴心主之前，下肘中，循臂内上骨下廉，入寸口，上鱼，循鱼际出大指之端；其支者，从腕后直出次指内廉，出其端。是动则病肺胀满，膨膨然（史本无"然"）而喘咳，缺盆中痛，甚则交两手而瞀，此为臂厥，是主肺所生病者，咳，上气，喘，渴，烦心，胸满，臑臂内前廉痛厥，掌中热；气盛有余则肩背痛，风寒汗出，中风不浹（史本不浹作"小便"），数（史本后有"而"）欠；气虚则肩背痛寒，少气不足以息，溺色变，为此诸病，盛则写之，虚则补之，热则疾之，寒则留之，陷下则灸之，不盛不虚，以经取之。盛者则（史本无"则"，余同）寸口大三倍于人迎，虚者则（史本无"则"，余同）寸口反小于人迎。

大肠手阳明之脉，起于大指次指之端，循指上廉，出合谷两骨之间，上入两筋之中，循臂上廉，入肘外廉，上臑外前廉，上肩，出髃（史本髃后有"骨之"）前廉，上出于柱骨之会上，下入缺盆，络肺下膈，属大肠；其支者，从缺盆上颈贯颊，入下齿中，还出侠口，交人中，左之右，右之左，上侠鼻孔。是动则病齿痛颐（史本颐作"颈"）肿，是主津（史本津后有"液"）所生病者，目黄，口干，鼽衄，喉痹，肩前臑痛，大指次指痛不用。气盛（史本无"盛"）有余则当脉所过者热肿，虚则寒慄不复。为此诸病，盛则写之，虚则补之，热则疾之，寒则留之，陷下则灸之，不盛不虚，以经取之。盛者则人迎大三倍于寸口，虚者则人迎反小于寸口。

胃足阳明之脉，起于鼻（史本鼻后有"之"），交頞中（史本接"旁纳，一本作约，太阳之脉"），下循鼻外，入上齿中，还出侠口环唇，下交承浆，却循颐后下廉，出大迎，循颊车上耳前，过客主人，循髮际至额颅；其支者，从大迎前下人迎，循喉咙入缺盆，下鬲属胃络脾；其直者，从缺盆下乳内廉，下侠脐入气街中；其支者，起（史本起后有"于"）胃口，下循腹里，下至气街中而合，以下髀（史本髀后有"关"）抵伏菟，下膝入（史本无"入"）膑中，下循胻（史本作"胫"）外廉下足跗，入中指内閒（史本作"间"）；其支者，下膝（史本膝作"廉"）三寸而别，以（史本无"以"）下入中指外閒（史本作"间"）；其支者，别跗上，入大指閒（史本作"间"）出其端。是动则病洒洒振寒，善伸（史本伸作"呻"）数欠，颜黑，病至则恶人与火，闻木音（史本音作"声"）则惕然而惊，心欲动，独闭户（史本户后有"塞"）牖而处，甚则欲上高而歌，弃衣而走，贲响腹胀，是为骭（史本骭作"骬"）厥，是主血所生病者，狂，疟，温淫（史本淫作"滛"）汗出，鼽衄，口喎，唇胗，颈肿喉痹，腹外肿（史本此三字作"大腹水肿"），膝膑肿痛，循膺乳（史本乳后有"气"）街股伏菟骭（史本骭作"骬"）外廉足跗上皆痛，中指不用。气盛则身以前皆热，其有余于胃，则消谷善饥，溺色变（史本变作"黄"）；气不足则身以前皆寒慄，胃中寒则胀满。为此诸病，盛则写之，虚则补之，热则疾之，寒则留之，陷下则灸之，不盛不虚，以经取之，盛者则人迎大三倍于寸口，虚者人迎反小于寸口。

脾足太阴之脉，起于大指之端，循指内侧白肉际，过覈（史本作"核"）骨后，上内踝前廉，上腨内循胫骨后，交出厥阴之前，上循（史本无"循"）膝股内前廉入股（史本股作"腹"），属脾络胃，上鬲侠咽，连舌本，散舌下；其支者，复从胃别上鬲，注心中。是动则病舌（史本舌后有"本"）强，食则呕，胃脘痛，腹胀，善噫，得后出（史本无"出"）余（史本作"与"）气则快然如衰，身体皆重，是主脾所生病者，舌本痛，体不能动摇，食不下，烦心，心下急痛，溏瘕泄，水闭，黄瘅（史本作"疸"），不能卧，强欠（史本欠作"立"），股膝内肿厥，大（史本大前有"足"）指不用。为此诸病，盛则写之，虚则补之，热则疾之，寒则留之，陷下则灸之，不盛不虚，以经取之。盛者则寸口大三倍于人迎，虚者则寸口反小于人迎。

心手少阴之脉，起于心中，出属心系，下鬲络小肠；其支者，从心系上侠咽，系目系；其直者，复从心系却上肺，上（史本作"下"）出腋下，下循臑内后廉，行太阴心主之后，下肘内，循臂内后廉，抵掌后兑（史本兑作"脱"）骨之端，入掌内（史本内接"后"）廉，循小指之内出其端。是动则病嗌干，心痛，渴而欲饮，为（史本为前有"是"）臂厥，是主心所生病者，目黄，胁痛，臑臂内后廉痛厥，掌中热痛也（史本无"也"）。为此诸病，盛则写之，虚则补之，热则疾之，寒则留之，陷下则灸之，不盛不虚，以经取之，盛者则寸口大再倍于人迎，虚者则寸口反小于人迎。

　　小肠手太阳之脉，起于小指之端，循手外侧上腕出踝中，直上循臂，下（史本无"下"）骨下廉，出肘内侧两骨（史本骨作"筋"）之间，上循臑外后廉，出肩解，绕肩胛，交肩上，入缺盆，络心循咽下鬲抵胃，属小肠；其支者，从缺盆循颈上颊，至目兑眦，却入耳中；其支者，别颊上䪼抵鼻，至目内眦（史本接"斜络于颧"）。是动则病嗌痛颔（史本颔作"领"）肿，不可以顾，肩似拔，臑似折，是主液所生病者，耳聋，目黄，颊肿，颈颔肩臑肘臂外后廉痛。为此诸病，盛则写之，虚则补之，热则疾之，寒则留之，陷下则灸之，不盛不虚，以经取之，盛者则人迎大再倍于寸口，虚者则人迎反小于寸口。

　　膀胱足太阳之脉，起于目内眦，上额交颠（史本颠作"巅"）上（史本无"上"），其支者，从颠至耳上角（史本无"角"）；其直者，从颠入络脑，还出别下项，循肩髆内侠脊，抵腰中，入循膂，络肾属膀胱；其支者，从腰中下（史本接"挟脊"）贯臀，入腘中；其支者，从髆内左右别下贯胛（史本胛作"胂"）（史本接"挟脊内"），过髀枢，循髀外（史本外后有"从"）后廉下，合腘中，以下贯踹（史本踹后有"内"），出外踝之后，循京骨至小指外侧。是动则病冲头痛，目似脱，项似拔，脊痛，腰似折，髀不可以迴（史本迴作"曲"），腘如结，踹如裂，是为踝厥，是主筋所生病者，痔，疟，狂颠疾，头亞（史本亞作"顖"）项痛，目黄，泪出，鼽衄，项背腰尻腘踹脚皆痛，小指不用。为此诸病，盛则写之，虚则补之，热则疾之，寒则留之，陷下则灸之，不盛不虚，以经取之，盛者则人迎大再倍于寸口，虚者则人迎反小于寸口。

　　肾足少阴之脉，起于小指之下，邪趋（史本趋作"走"）足心，出于然谷之下，循内踝之后，别入跟中，以上腨内，出腘内廉，上股内后廉，贯脊属肾，络膀胱；其直者，从肾上贯肝鬲，入肺中，循喉咙，侠舌本；其支者，从肺出络心，注胸中。是动则病饥不欲食，面黑如地色（史本上文作"面如漆柴"），咳唾则有血，喝喝如（史本如作"而"）喘，坐而欲起，起（史本无"起"）目睕睕（史本作"䀏䀏"）如无所见，心如悬，病（史本病作"若"）饥状，气不足则善恐，心惕惕如人将捕之，是为骨厥，是主肾所生病者，口热舌干，咽肿，上气，嗌干及痛，烦心，心痛，黄瘅（史本瘅作"疸"），肠澼，脊股内后廉痛，痿厥嗜卧，足下热而痛。为此诸病，盛则写之，虚则补之，热则疾之，寒则留之，陷下则灸之，不盛不虚，以经取之"，"盛者则寸口大再倍于人迎，虚者则寸口反小于人迎。

　　心主手厥阴心包（史本包后有"络"）之脉，起于胸中，出属心包（史本包后有"络"），下鬲历络三焦；其支者，循胸出胁下腋三寸，上抵腋下，下（史本无"下"）循臑内，行太阴少阴之间，入肘中，下臂行两筋之间，入掌中，循中指出其端；其支者，别掌中，循小指次指出其端。是动则病手（史本手后有"心"）热（史本热后有"臂"）肘挛（史本挛后有"急"）腋肿，甚则胸中（史本无"中"，有"胁支"）满，心（史本心后有"中"）澹澹（史本作"憺憺"）大（史本作"火"）动，面赤目黄，（史本接"喜笑不休"）；是心（史本无"心"）主脉所生病者，烦心，心痛，掌中热。

为此诸病，盛则写之，虚则补之，热则疾之，寒则留之，陷下则灸之，不盛不虚，以经取之，盛者则寸口大一倍于人迎，虚者则寸口反小于人迎。

三焦手少阳之脉，起于小指次指之端，上出两指之间，循手表（史本表后有"腕"）出臂外两骨之间，上贯肘，循臑外上肩而交出足少阳之后，入缺盆，布膻中，散络（史本络作"落"）心包，下鬲徧（史本徧作"循"）属三焦；其支者，从膻中上出缺盆，上项系耳后直上出耳上角，以屈下颊至𬱖；其支者，从耳后入耳中，出走耳前，过客主人前，交颊至目兑眦。是动则病耳聋浑浑淳淳（史本作"焞焞"），嗌肿喉痹，是主气所生病者，汗出，目兑眦痛，颊痛，耳后肩臑肘臂外皆痛，小指次指不用。为此诸病，盛则写之，虚则补之，热则疾之，寒则留之，陷下则灸之，不盛不虚，以经取之，盛者则人迎大一倍于寸口，虚者则人迎反小于寸口。

胆足少阳之脉起于目兑眦，上抵（史本抵后有"头"）角，下耳后，循颈行手少阳之前，至肩上，却交出手少阳之后，入缺盆；其支者，从耳后入耳中，出走耳前，至目兑眦后；其支者，别目（史本无"目"）兑眦，下大迎合（史本接"于"）手少阳（史本阳后有"抵"）于𬱖下，加颊车下颈，合缺盆以下胸中，贯鬲络肝属胆，循胁里出气街，绕毛际横入髀厌中；其直者，从缺盆下腋，循胸过季胁，下合髀厌中，以下循髀太（史本无"太"）阳出膝外廉，下外辅骨之前，直下抵绝骨之端，下出外踝之前，循足跗上，入小指次指之间；其支者，别跗上，入大指之间，循大指歧（史本接"骨"）内出其端，还贯爪甲出三毛。是动则病口苦，善太息，心胁痛不能反（史本反作"转"）侧，甚则面（史本接"微有"）尘，体无膏泽，足少阳（史本少阳作"外"）反热，是为阳厥，是主骨所生病者，头角（史本无"角"，有"痛"）顑（史本作"颔"）痛，目兑眦痛，缺盆中肿痛，腋下肿，马刀侠婴，汗出振寒，疟，胸胁肋髀膝外至胫绝骨外踝前及诸节皆痛，小指次指不用。为此诸病，盛则写之，虚则补之，热则疾之，寒则留之，陷下则灸之，不盛不虚，以经取之；盛者则人迎大一倍于寸口，虚者则人迎反小于寸口。

肝足厥阴之脉起于大指丛毛之（史本之后有"际"）上，循足跗上廉，去内踝一寸，上踝八寸，交出太阴之后，上腘内廉，循阴股（史本作"股阴"）入毛中，环（史本作"过"）阴器，抵少（史本少作"才"）腹，侠胃属肝络胆，上贯鬲，布胁肋，循喉咙之后，上入颃颡，连目系，上出额，与督脉会于巅；其支者，从目系下颊里，环唇内；其支者，复从肝别贯鬲，上注肺。是动则病腰痛不可以俯仰，丈夫㿉（史本作"痜"）疝，妇人少腹肿腰痛（史本无"腰痛"），甚则嗌干面尘（史本接"脱色"），是主（史本无"主"）肝所生病者，胸满，呕逆，飧泄，狐疝，遗溺，闭癃。为此诸病，盛则写之，虚则补之，热则疾之，寒则留之，陷下则灸之，不盛不虚，以经取之；盛者则寸口大一倍于人迎，虚者则寸口反小于人迎。"

附录二　《灵枢·经筋第十三》原文

"足太阳之筋起于（史本接"足"）小指之上，结于踝，邪上结于膝；其下者（史本无"者"）循足外侧（史本侧作"踝"）结于踵，上循根（史本根作"跟"）结于腘；其别者结于腨（史本作"踹"）外，上腘中内廉，与腘中并上结于臀，上挟脊上项；其支者别入结于舌本；其直者结于枕骨上头，下颜，结于鼻；其支者为目上纲（史本纲作网），下结于頄（史本作"顺"），其下（史本无"下"）支者从腋后外廉结于肩髃；其支者入腋下，上出缺盆，上结于完骨；其支者出缺盆，邪上出于頄。其病小指支跟肿痛，腘挛，脊反折，项筋急，肩不举，腋支缺盆纽（史本纽作"中纽"）痛，不可左右摇。治在燔针劫刺，以知为数，以痛为输，名曰仲春痹。

足少阳之筋起于小指次指之（史本无"之"）上，结外踝，上循胻（史本胻作"胫"）外廉，结于膝外廉；其支者起（史本起前有"别"）于（史本无"于"）外辅骨，上走髀；前者结于伏菟之上，后者结于尻；其直者上眇乘（史本作"乘眇"）季胁，上走腋前廉，系于膺乳，结于缺盆；其（史本无"其"）直者上出腋，贯缺盆，出太阳之前，循耳后上额角，交颠（史本作"巅"）上，下走颔，上结于顺；其（史本无"其"）支者结（史本接"于"）目外（史本无"外"）眦为外维。其病足（史本无"足"）小指次指转筋，引膝外转筋，膝不可屈伸，腘中（史本无"中"）筋急，前引髀，后引尻，上（史本上前有"即"）乘眇季胁痛，上引缺盆膺乳颈，维筋急，从左之右，右目不可（史本无"可"）开，上过右角，并乔脉而行，左络于右，故伤左角，右足不用，命曰维筋相交。治在燔针劫刺，以知为数，以痛为输，名曰孟春痹也。

足阳明之筋起于中三指，结于跗上，邪外上加于辅骨，上结于膝外廉，直上结于髀枢，上循胁属脊；其直者，上循骭结于膝；其支者结于外辅骨，合于（史本无"于"）少阳；直（史本前有"其"）者上循伏菟，上结于髀，聚于阴器，上腹而布，至缺盆（本接"而"）结，上颈上侠口，合于頄，下结于鼻上，合于太阳（史本又接"太阳"）为目上纲（史本纲作"网"），阳明则（史本无"则"）为目下纲（史本作"网"）；其支者从颊结于耳前。其病足中指支骭（史本骭作"胫"）转筋，脚跳坚，伏菟转筋，髀前肿，㿉（史本作"癀"）疝，腹筋急引缺盆（史本接"及"）颊口卒（史本作"卒口"）噼，急者目不合，热则筋施（史本施作"弛"）纵，目不开；颊筋有寒则急引颊移口；有热则筋施纵，缓不胜（史本接"收"），故噼。治之以马膏膏其急者，以白酒和桂，以塗其缓者，以桑钩钩之，即以生桑炭（史本炭作"灰"）置之坎中，高下与（史本与作"以"）坐等，以膏熨急颊且饮美酒，啖美炙（史本接"肉"）；不饮酒者，自强也，为之三拊而已。治在燔针劫刺，以知为数，以痛为输，名曰季春痹。

足太阴之筋，起于大指之端内侧，上结于内踝；其支者上结（史本上结作"络"）于膝内辅骨，上循阴股结于髀，聚于阴器，上腹结于齐，循腹里结于胁（史本胁作"肋"），散于胸中；其内者，著于脊。其病足大指支内踝痛，转筋痛，膝内辅（史本接"骨"）痛，阴股引髀而痛，阴器纽（史本纽作"纽"）痛，上（史本作"下"）引齐与（史本无"与"）两胁痛，引膺中与（史本无"与"）脊内痛。治在燔针劫刺，以知为数，以痛为输，名曰仲（史本仲作"孟"）秋痹。

足少阴之筋起小指之下，并（史本接"足"）太阴之筋邪走内踝之下，结于踝（史本踝作"踵"），与足太阴（史本足太阴作"太阳"）之筋合而上结于内辅之下，并太阴之筋而上，循阴股结于阴器，循脊内侠膂，上至项，结于枕骨，与足太阳之筋合。其病足下转筋，及所过而结者皆痛及转筋，病在此者，主痫瘛（史本瘛作"瘲"）及痉；在外者不能俯，在内者不能仰，故阳病者腰反折不能俯，阴病者不能仰。治在燔针劫刺，以知为数，以痛为输，在内者熨引饮药，此筋折纽（史本纽作"纽，纽"）发数甚者，死不治，名曰孟（史本孟作"仲"）秋痹。

足厥阴之筋起于大指之上，上结于内踝之前，上循胫，上结于（史本无"于"）内辅之下，上循阴股，结于阴器，结（史本无"结"）络诸筋。其病足大指支内踝之前痛，内辅痛，阴股痛转筋，阴器不用，伤于内则不起，伤于寒则阴缩入，伤于热则纵挺不收，治在行水清阴气，其病（史本接"转"）筋者（史本接"治在"），燔针劫刺，以知为数，以痛为输，名曰季秋痹。

手太阳之筋起于小指之上，上（史本无"上"）结于腕，上循臂内廉，结于肘内兑骨之后，弹之应于（史本无"于"）小指之上，上（史本无"上"）入结于腋下；其支者后走腋

后廉，上绕肩胛，循颈（史本颈作"胫"）出足（史本足作
"走"）太阳之筋（史本无"筋"）前，结于耳后完骨；其支
者入耳中，其（史本无"其"）直者出耳上，下结于颏（史
本作"颔"），上属且外眦。其病手（史本无"手"）小指支
痛（史本无"痛"），肘内兑骨后廉痛，循臂阴入腋下，腋下
痛，腋后廉痛绕肩，肩（史本无"肩"）胛引颈而痛，应耳
中鸣，痛引颔，目瞑良久乃能（史本能作"得"）视，颈筋
急则为筋瘘（史本瘘作"瘘"），颈肿寒热，在颈者治在燔针
劫刺，以知为数，以痛为输。其为肿者，伤（史本作"復"）
而兑之，其（史本作"本"）支者上曲耳（史本耳作"牙"），
循耳前，属目外眦，上额（史本额作"颔"）结于角；其病
（史本病作"痛"）当所过者支转筋。治在燔针劫刺，以知为
数，以痛为输，名曰仲夏痹。

手少阳之筋起于小指次指之端，结于腕上（史本上作
"中"），循臂结于肘上，绕臑外廉，上肩走颈，合手太阳；其
支者当曲颊入系舌本；其支者上曲耳（史本耳作"牙"），循
耳前属目外眦，上乘颔（同颔）结于角。其病当所过者（史
本接"即"）支转筋舌卷。治在燔针劫刺，以知为数，以痛为
输，名曰季夏痹。

手阳明之筋起于大指次指之端，结于腕上，循臂上结于
肘外，上臑结于髃；其支者绕肩胛，挟脊；直者从肩髃上颈；
其支者上颊，结于頄；其（史本无"其"）直者上出手太阳
之前，上左角络头，下右颏（史本作"颔"）。其病当所过者
支痛及转筋，肩不举，颈不可左右视。治在燔针劫刺，以知
为数，以痛为输，名曰孟夏痹。

手太阴之筋起于大指之上，循指上行，结于鱼后，行寸口外侧上循臂，结于（史本无"于"）肘中，上臑内廉入腋下，出缺盆，结肩前髃，上结缺盆，下络（史本络作"结"）胸里，散贯贲，合贲下，下（史本无"下"）抵季肋（史本肋作"胁"）。其病当所过者支转筋痛，其（史本作"甚"）成息贲者（史本无"者"），胁急吐血。治在燔针劫刺，以知为数，以痛为输，名曰仲冬痹。

手心主之筋起于中指，与太阴之筋并行，结于肘内廉，上臂阴结腋下，下散前后挟胁；其支者入腋下（史本无"下"），散胸中，结于贲（史本贲作"臂"）。其病当所过者支转筋（史本接"前"）及胸痛息贲。治在燔针劫刺，以知为数，以痛为输，名曰孟冬痹。

手少阴之筋起于小指之内侧，结于兑骨，上结肘内廉，上入腋交太阴，伏（史本作"挟"）乳里，结于胸中，循贲（史本贲作"臂"）下系于齐。其病内急，心承伏梁，下为肘纲（史本作"綱"），其病当所过者则（史本无"则"）支转筋，筋痛。治在燔针劫刺，以知为数，以痛为输，其成伏梁唾脓血（史本作"血脓"）者死不治"。"经筋之病，寒则（史本接"反折"），筋急，热则（史本则后有"筋"）施纵不收，阴痿不用也。阳急则反折，阴急则悗不伸。焠刺者刺寒急；热则筋纵（史本接"不收"），毋（史本作"无"）用燔针，名曰季冬痹。

足之阳明，手之太阳，筋急则口目为僻，目（史本无"目"）眦急不能卒视，治皆如右方。"

附录三　几个病证历代手足十二经取穴的演变

附录：3 - 1　咳症手足四肢十二经历代取穴的演变

经脉	穴名	甲乙	千金	外台	铜人	资生	聚英	图翼	集成	针灸学
手太阴	少商	●	●		●	●	●	●	●	●
	鱼际	●		●	●	●	●	●	●	●
	太渊	●	●	●	●	●	●	●	●	●
	经渠		●	●	●	●	●	●	●	●
	列缺	●		●	●	●	●	●	●	●
	孔最					●	●	●	●	●
	尺泽	●	●	●	●	●	●	●	●	●
	侠白	●	●	●		●				●
	天府	●		●						
手厥阴	中冲									
	劳宫	●		●						
	大陵	●	●			●		●	●	
	内关									
	间使									
	郄门	●								
	曲泽		●	●		●				
	天泉		●		●	●	●	●	●	●

经脉	穴名	甲乙	千金	外台	铜人	资生	聚英	图翼	集成	针灸学
手少阴	少冲									
	少府									
	神门		●							
	阴郄			●						
	通里									
	灵道									
	少海									
	青灵									
	极泉									
手阳明	商阳				●		●	●	●	
	二间									
	三间									
	合谷									
	阳溪						●			
	偏历									
	温溜									
	下廉									
	上廉									
	手三里									
	曲池									
	肘髎									
	五里	●		●	●		●	●	●	
	臂臑									

经脉	穴名	甲乙	千金	外台	铜人	资生	聚英	图翼	集成	针灸学
手少阳	关冲									
	液门									
	中渚									
	阳池									
	外关									
	支沟	●	●	●		●				
	三阳络									
	四渎									
	天井				●	●	●	●	●	
	清冷渊									
	消泺									
	会宗									
手太阳	少泽	●		●	●	●	●	●	●	
	前谷	●	●	●	●	●	●	●	●	
	后溪									
	腕骨									
	阳谷									
	养老									
	支正									
	小海									
足太阴	隐白									
	大都									
	太白		●			●				
	公孙									
	商丘	●		●						
	三阴交							●	●	
	漏谷									
	地机									
	阴陵泉									
	血海									
	箕门									

经脉	穴名	甲乙	千金	外台	铜人	资生	聚英	图翼	集成	针灸学
足厥阴	大敦									
	行间	●	●	●	●	●	●	●	●	
	太冲		●							
	中封									
	蠡沟									
	中都									
	膝关									
	曲泉		●			●				
	阴包									
	五里									
	阴廉									
	急脉									
足少阴	涌泉	●		●	●	●	●	●	●	●
	然谷		●	●	●	●	●	●		
	太溪	●	●	●	●	●	●	●	●	●
	大锺	●		●	●		●	●	●	●
	照海									
	水泉									
	复留									
	交信									
	筑宾									
	阴谷									

经脉	穴名	甲乙	千金	外台	铜人	资生	聚英	图翼	集成	针灸学
足阳明	厉兑									
	内庭									
	陷谷		●			●				
	冲阳									
	解溪					●		●	●	
	丰隆									
	巨虚下廉									
	条口									
	巨虚上廉									
	三里		●			●		●		
	犊鼻									
	梁丘									
	阴市									
	伏兔									
	髀关									
足少阳	窍阴	●	●	●	●	●	●	●	●	
	侠溪									
	地五会									
	临泣		●			●				
	丘墟									
	悬钟					●	●	●	●	
	光明									
	外丘									
	阳辅									
	阳交									
	阳陵泉		●							
	阳关									
	中犊									
	风市									
	环跳									

经脉	穴名	甲乙	千金	外台	铜人	资生	聚英	图翼	集成	针灸学
足太阳	至阴									
	通谷	●		●						
	束骨									
	京骨									
	申脉									
	金门									
	仆参									
	跗阳									
	飞扬									
	承山									
	承筋									
	合阳									
	委中									
	昆仑				●		●	●	●	
	委阳									
	浮郄									
	殷门									
	承扶									

附录：3－2　腰痛手足四肢十二经历代取穴的演变

经脉	穴名	甲乙	千金	外台	铜人	资生	聚英	图翼	集成	针灸学
手太阴	少商									
	鱼际									
	太渊									
	经渠									
	列缺									
	孔最									
	尺泽						●			
	侠白									
	天府									

经脉	穴名	甲乙	千金	外台	铜人	资生	聚英	图翼	集成	针灸学
手厥阴	中冲									
	劳宫									
	大陵									
	内关									
	间使									
	郄门									
	曲泽									
	天泉									
手少阴	少冲									
	少府									
	神门									
	阴郄									
	通里									
	灵道									
	少海	●								
	青灵									
	极泉									
手阳明	商阳									
	二间							●	●	
	三间									
	合谷						●	●	●	
	阳溪							●	●	
	偏历									
	温溜									
	下廉									
	上廉									
	手三里	●		●				●	●	
	曲池									
	肘髎									
	五里									
	臂臑									

经脉	穴名	甲乙	千金	外台	铜人	资生	聚英	图翼	集成	针灸学
手少阳	关冲									
	液门									
	中渚							●	●	
	阳池									
	外关									
	支沟									
	三阳络									
	四渎									
	天井						●			
	清冷渊									
	消泺									
	会宗									
手太阳	少泽									
	前谷									
	后溪									
	腕骨									
	阳谷									
	养老							●	●	
	支正									
	小海			●						
足太阴	隐白									
	大都						●	●	●	●
	太白	●	●	●	●	●	●	●	●	●
	公孙									
	商丘									
	三阴交									
	漏谷									
	地机					●	●	●	●	●
	阴陵泉	●	●	●	●	●	●	●	●	●
	血海									
	箕门									

经脉	穴名	甲乙	千金	外台	铜人	资生	聚英	图翼	集成	针灸学
足厥阴	大敦									
	行间	●	●	●	●	●	●	●	●	
	太冲	●	●	●	●	●	●	●	●	●
	中封	●		●	●		●			
	蠡沟	●	●	●		●				
	中都									
	膝关									
	曲泉									
	阴包	●		●	●	●	●	●	●	●
	五里									
	阴廉									
	急脉									
足少阴	涌泉	●		●	●	●	●	●	●	
	然谷									
	太溪							●	●	
	大锺	●	●	●	●	●	●	●		
	照海									
	水泉									
	复留	●		●	●	●	●	●	●	●
	交信									
	筑宾									
	阴谷									

经脉	穴名	甲乙	千金	外台	铜人	资生	聚英	图翼	集成	针灸学
足阳明	厉兑									
	内庭									
	陷谷									
	冲阳									
	解溪									
	丰隆									
	巨虚下廉	●		●						
	条口									
	巨虚上廉									
	三里	●	●			●	●	●	●	
	犊鼻									
	梁丘						●			●
	阴市		●	●		●				
	伏兔	●								●
	髀关						●	●	●	●
足少阳	窍阴									
	侠溪									
	地五会									
	临泣	●		●				●		
	丘墟	●		●			●	●	●	
	悬钟							●	●	●
	光明									
	外丘									
	阳辅	●	●	●		●		●	●	
	阳交									
	阳陵泉									
	阳关									
	中渎									
	风市									
	环跳	●	●	●	●		●	●	●	●

经脉	穴名	甲乙	千金	外台	铜人	资生	聚英	图翼	集成	针灸学
足太阳	至阴									
	通谷									
	束骨	●	●	●		●	●	●	●	●
	京骨	●		●			●	●	●	●
	申脉	●	●	●	●	●	●	●	●	●
	金门									
	仆参	●		●				●	●	●
	跗阳						●	●		
	飞扬	●	●			●		●	●	
	承山			●	●	●		●	●	●
	承筋	●	●	●		●	●			
	合阳	●	●	●		●				●
	委中	●	●	●		●		●	●	
	昆仑	●	●	●	●	●	●	●	●	●
	委阳	●	●	●		●				●
	浮郄									
	殷门	●	●	●		●				
	承扶	●	●	●		●				

附录：3-3　心痛手足四肢十二经历代取穴的演变

经脉	穴名	甲乙	千金	外台	铜人	资生	聚英	图翼	集成	针灸学
手太阴	少商									
	鱼际	●		●		●				
	太渊	●	●	●	●	●	●	●	●	●
	经渠			●	●		●	●	●	
	列缺									
	孔最									
	尺泽	●	●	●			●	●	●	
	侠白	●	●	●	●	●	●	●	●	●
	天府									

经脉	穴名	甲乙	千金	外台	铜人	资生	聚英	图翼	集成	针灸学
手厥阴	中冲	●	●	●		●	●	●	●	●
	劳宫							●	●	●
	大陵	●	●	●		●	●			●
	内关	●	●	●	●	●	●	●	●	●
	间使	●	●	●	●	●	●	●	●	●
	郄门	●		●	●	●	●	●	●	●
	曲泽		●	●	●	●	●	●	●	●
	天泉			●						●
手少阴	少冲		●	●	●	●	●	●	●	●
	少府									
	神门			●	●	●	●	●	●	●
	阴郄	●		●	●	●	●	●	●	●
	通里									
	灵道		●	●	●	●	●	●	●	●
	少海						●	●	●	●
	青灵									
	极泉			●	●	●	●	●	●	●
手阳明	商阳									
	二间									
	三间									
	合谷									
	阳溪									
	偏历									
	温溜									
	下廉									
	上廉									
	手三里									
	曲池									
	肘窌									
	五里									
	臂臑									

经脉	穴名	甲乙	千金	外台	铜人	资生	聚英	图翼	集成	针灸学
手少阳	关冲	●								
	液门									
	中渚									
	阳池									
	外关									
	支沟	●	●	●		●	●	●	●	●
	三阳络									
	四渎									
	天井	●	●	●	●	●	●			
	清冷渊									
	消泺									
	会宗									
手太阳	少泽	●		●						
	前谷									
	后溪									
	腕骨									
	阳谷									
	养老									
	支正									
	小海									
足太阴	隐白									
	大都	●	●	●		●	●			●
	太白	●	●	●		●	●			●
	公孙							●	●	
	商丘									
	三阴交									
	漏谷									
	地机									
	阴陵泉									
	血海									
	箕门									

经脉	穴名	甲乙	千金	外台	铜人	资生	聚英	图翼	集成	针灸学
足厥阴	大敦	●	●	●	●	●		●	●	
	行间	●	●	●	●	●	●	●	●	
	太冲	●		●		●	●			
	中封									
	蠡沟									
	中都									
	膝关									
	曲泉									
	阴包									
	五里									
	阴廉									
	急脉									
足少阴	涌泉			●		●	●	●	●	
	然谷	●	●	●		●	●			
	太溪	●	●	●	●	●	●			●
	大锺									
	照海									
	水泉									
	复留		●			●				
	交信									
	筑宾									
	阴谷									

经脉	穴名	甲乙	千金	外台	铜人	资生	聚英	图翼	集成	针灸学
足阳明	厉兑									
	内庭									
	陷谷									
	冲阳									
	解溪									
	丰隆							●	●	
	巨虚下廉									
	条口									
	巨虚上廉									
	三里						●	●	●	●
	犊鼻									
	梁丘									
	阴市							●	●	
	伏兔									
	髀关									
足少阳	窍阴									
	侠溪									
	地五会									
	临泣	●	●		●	●	●	●	●	
	丘墟									
	悬钟									
	光明									
	外丘									
	阳辅						●			
	阳交									
	阳陵泉									
	阳关									
	中渎									
	风市									
	环跳									

经脉	穴名	甲乙	千金	外台	铜人	资生	聚英	图翼	集成	针灸学
足太阳	至阴									
	通谷		●			●				
	束骨	●		●		●	●			
	京骨									
	申脉									
	金门									
	仆参									
	跗阳									
	飞扬									
	承山									
	承筋									
	合阳									
	委中									●
	昆仑	●		●		●	●			
	委阳									
	浮郄									
	殷门									
	承扶									

附录：3 – 4 　耳鸣、聋手足四肢十二经历代取穴的演变

经脉	穴名	甲乙	千金	外台	铜人	资生	聚英	图翼	集成	针灸学
手太阴	少商									
	鱼际									
	太渊									
	经渠									
	列缺									
	孔最									
	尺泽									
	侠白									
	天府									

经脉	穴名	甲乙	千金	外台	铜人	资生	聚英	图翼	集成	针灸学
手厥阴	中冲									
	劳宫									
	大陵	●	●	●		●				
	内关									
	间使									
	郄门									
	曲泽									
	天泉									
手少阴	少冲									
	少府									
	神门									
	阴郄									
	通里									
	灵道									
	少海									
	青灵									
	极泉									
手阳明	商阳	●	●	●	●	●	●	●	●	●
	二间									
	三间									
	合谷	●	●			●				●
	阳溪	●	●	●	●	●	●	●	●	●
	偏历	●	●	●	●	●	●	●	●	●
	温溜									
	下廉									
	上廉									
	手三里									
	曲池									
	肘髎									
	五里									
	臂臑									

经脉	穴名	甲乙	千金	外台	铜人	资生	聚英	图翼	集成	针灸学
手少阳	关冲	●	●	●		●				
	液门	●	●	●	●	●	●	●	●	●
	中渚	●	●	●	●	●	●	●		●
	阳池									●
	外关	●	●	●	●	●	●	●	●	●
	支沟									
	三阳络				●	●	●		●	●
	四渎	●	●	●	●	●	●	●	●	●
	天井						●	●	●	●
	清冷渊									
	消泺									
	会宗	●	●	●	●	●	●	●	●	●
手太阳	少泽	●						●	●	
	前谷	●	●	●	●	●	●	●	●	●
	后溪	●	●	●	●	●	●	●	●	●
	腕骨		●	●	●			●	●	●
	阳谷	●	●	●	●	●	●	●	●	●
	养老									
	支正									
	小海						●			●
足太阴	隐白									
	大都									
	太白									
	公孙									
	商丘									
	三阴交									
	漏谷									
	地机									
	阴陵泉									
	血海									
	箕门									

经脉	穴名	甲乙	千金	外台	铜人	资生	聚英	图翼	集成	针灸学
足厥阴	大敦									
	行间									
	太冲									
	中封									
	蠡沟									
	中都									
	膝关									
	曲泉									
	阴包									
	五里									
	阴廉									
	急脉									
足少阴	涌泉									
	然谷									
	太溪									
	大锺									
	照海									
	水泉									
	复留									
	交信									
	筑宾									
	阴谷									

经脉	穴名	甲乙	千金	外台	铜人	资生	聚英	图翼	集成	针灸学
足阳明	厉兑									
	内庭							●	●	
	陷谷									
	冲阳									
	解溪									
	丰隆									
	巨虚下廉									
	条口									
	巨虚上廉									
	三里								●	
	犊鼻									
	梁丘									
	阴市									
	伏兔									
	髀关									
足少阳	窍阴	●	●	●	●	●	●	●	●	●
	侠溪	●	●	●	●	●	●	●	●	●
	地五会							●	●	
	临泣									
	丘墟									
	悬钟									
	光明									
	外丘									
	阳辅									
	阳交									
	阳陵泉									
	阳关									
	中犊									
	风市									
	环跳									

经脉	穴名	甲乙	千金	外台	铜人	资生	聚英	图翼	集成	针灸学
足太阳	至阴									
	通谷									
	束骨	●		●	●	●	●	●	●	●
	京骨									
	申脉							●	●	
	金门									
	仆参									
	跗阳									
	飞扬									
	承山									
	承筋									
	合阳									
	委中									
	昆仑						●			
	委阳									
	浮郄									
	殷门									
	承扶									

补　遗

笔者 2008 年撰写《内经时代的针灸医学》时，曾在某医学著作中查到李时珍在《本草纲目》中提到了脑为"元神之府"，至于他为什么会形成如此与众不同的见解，限于主客观的各种因素，一直未能进行追踪性的探索。

笔者在拙著脱稿并寄往出版社以后，抱病查阅了《本草纲目》。

现将在《本草纲目》中找到的李时珍本人的几段论述引证如下：

"远志入足少阴肾经，非心经药也。其功专于强志益精治善忘，盖精与志皆肾经之所藏也。肾经不足，则志气衰，不能上通于心，故迷惑善忘。灵枢经云，肾藏精，精合志；肾盛怒而不止则伤志，志伤则喜忘其前言，腰脊不可以俛仰屈伸，毛悴色夭。"（见卷十二，远志根＜发明＞）

"鹅不食草气温而升，味辛而散，阳也，能通于天。头与肺皆天也，故能上达头脑而治顶痛目病，通鼻气而落瘜肉。"（见卷二十，石胡荽＜发明＞）

"三焦者，元气之别使；命门者，三焦之本原；盖一原一委也"，"一以体名，一以用名；其体非脂非肉"，"在七节之旁，两肾之间，二系著脊，下通二肾，上通心肺，贯属于脑，为生命之原，相火之主，精气之府"，"灵枢本藏论已著其厚薄缓结之状。"（见卷三十，油胡桃＜发明＞）

"鼻气通于天，天者头也、肺也；肺开窍于鼻，而阳明胃脉环鼻而上行。脑为元神之府而鼻为命门之窍。"（见卷三十四，辛夷＜发明＞）

根据这些记载，可知以下几点：

一、李时珍不仅是一位本草学家，也是一位精通《内经》理论的医家。在上述四段文字中，他两次提到《灵枢经》。它们的内容涉及《灵枢·本神第八》、《灵枢·本藏第四十七》和《灵枢九针论第七十八》等。众所周知，《灵枢》又名《针经》，所以李时珍对针灸经脉理论并不陌生。

二、李时珍强调"头与肺皆天也"，"天者，头也、肺也"。不言而喻，天为阳，地为阴。所以李时珍在尊崇以肺为首的五藏论的同时，也拥护脑为阳的观点；他没有盲从王冰的脑为阴的说法。

三、李时珍提出了三焦命门"上通心肺，贯属于脑"的理论，又说鹅不食草"阳也，能通于天"，"故能上达头脑而治顶痛目病"。这些提法表明李时珍已经领悟并肯定了"十二经脉"所倡导的脑为人体五藏六府最高统帅的理论。

李时珍（1518～1593）和张景岳（1563～1640）都是明代的大医学家。与死读内经的张景岳相比，李时珍则具有鲜明的重视实际和勇于开拓的精神，从他寥寥几则简短的文字中，我们可以相信"十二经脉"之谜已经在明代由李时珍破解。可惜的是他没有专心从事针灸经脉和《内经》理论的整理，而把全部精力投入到本草的调研和写作中去了。

如果在编写《中医学概论》时能够重视李时珍的见解，则可避免人们对中医理论的许多不必要的误解。

主要参考文献

晋·皇甫谧撰.《针灸甲乙经》. 北京：商务印书馆，1959.

宋·王惟一编撰.《重订铜人腧穴针灸图经》. 北京：人民卫生出版社，1957.

元·滑伯仁著.《校注十四经发挥》. 上海：上海卫生出版社，1956.

隋·杨上善撰注.《黄帝内经太素》. 北京：人民卫生出版社影印，1955.

南京中医学院医经教研组编.《黄帝内经素问译释》. 上海：上海科技出版社，1959.

宋·史崧整理.《灵枢经》. 北京：人民卫生出版社，1956.

明·张介宾.《类经图翼》、《类经》. 北京：人民卫生出版社，1957.

清·陈梦雷等编.《古今图书集成医部全录·医经注释》. 北京：人民卫生出版社，1959.

唐·王冰.《黄帝内经素问》. 北京：人民卫生出版社，1963.

谢观著，余永燕点校.《中国医学大辞典》. 天津：天津科学技术出版社，1998.

东汉·许慎撰.《说文解字》. 上海世纪出版社，2003.

清·桂馥撰.《说文解字义证》. 齐鲁书社，1987.

李格非主编.《汉语大字典》. 四川辞书出版社，1996.

清·王引之订正.《康熙字典》. 上海商务印书馆，1933.

作者简介

一、简历

1948 年～1954 年，北大医学院医疗系学生。

1954 年～1958 年，北医基础部生理教研组苏联生理专家研究生，后转为该教研组助教。

1958 年～1964 年，卫生部中医研究院第三批西学中班学员；北医中医教研组教师；北医生理教研组助教。

1964 年～1977 年，卫生部中医研究院经络研究所（后改称针灸研究所）助理研究员。

1977 年～1990 年，烟台市医科所，医学情报研究所，研究员（中医）。

1988 年～1991 年，应聘为《国外医学中医中药分册》（卫生部中研院医学情报研究所主办）的特邀编辑。

二、著作

《中医针灸理论的若干问题》，1977 年由卫生部中研院针灸所刊印为内部交流资料

《内经时代的针灸医学》，2008 年，内部交流资料

《针灸十二经本义解读》，2010 年，内部交流资料

三、翻译

1. 英译中：

《Drugs of Choice 1984～1985》美国 Walter Modell 主编，译为《临床最佳用药指南》，1990 年由山东科技出版社出版。

2. 中译英：

《最佳时间针灸治疗学》（《子午流注针法》），刘炳权著。译为《Optimum Time for Acupuncture – A Collection of Chinese Traditional Chrono – Therapeutics》，1988 年由山东科技出版社出版。

《中医诊断学》，邵念方编著。译为《Diagnostics of Traditional Chinese Medicine》，1990 年由山东科技出版社出版。

《中国推拿疗法》（《齐鲁推拿医术》），孙承南主编。译为《Chinese Massage Therapy》，1990 年由山东科技出版社出版。

《艾滋病的中医治疗》，钟达津等编。译为《Treatment of AIDS with Traditional Chinese Medicine》，1992 年由山东科技出版社出版。

"正其谊不谋其利，明其道不计其功。"

"玄奘西行，九死一生，学成归来，万众欢迎，为避尘嚣，远离王宫，解释佛法，普渡众生。"

"知我者，谓我心忧；不知我者，谓我何求。"

"知我者，谓我心忧；不知我者，谓我何求。"